JUGAR OFICINA

nick george

Capítulo 1

Es una oficina pequeña. Minúsculo realmente, solo tres personas. Diana fue contratada hace un par de meses y había comenzado a notar que había algo bastante extraño en su nuevo trabajo. Primero estaba el hecho de que solo estaba su jefe en la oficina, y Juan, un hombre hispano de treinta años bastante atractivo que solo venía unas pocas veces a la semana para hacer cualquier trabajo manual necesario y cuidar las computadoras. También estaba su cheque de pago anormalmente alto. Sí, él hizo todo y lo hizo bien, pero aun así era más de lo que jamás había visto hacer a una persona del tipo manitas. Demonios, era más de lo que la mayoría de los asistentes legales hacen en la cima de su juego.

En segundo lugar, no tenía idea de a qué se dedicaba realmente su oficina... solo que Andy (su jefe) le había ofrecido una cantidad exorbitante de dinero para ser su secretaria, y que nunca parecía faltarle llamadas telefónicas o clientes. Su Rolodex contenía algunos de los nombres más importantes de Washington DC, ella ya había tenido la angustiosa experiencia de hablar con el Secretario de Estado en la Casa Blanca. También estaban las mujeres que entraban y salían de la oficina de su jefe... un par de veces había encontrado pantimedias en su papelera (y solo había estado allí una semana). Nunca hubo ruidos provenientes de su oficina mientras estuvieron allí, su oficina siempre estaba inmaculada, y ella nunca había visto ninguna evidencia más que las pantimedias.

Sin mencionar que todas esas mujeres eran increíblemente hermosas, profesionales y seguras de sí mismas... todo lo que ella aspiraba a ser algún día (después de ascender desde una mera secretaria en una oficina de 3 personas), pero siempre había algo sobre ellos después de que salieron de la oficina de Andy. Algún tipo de brillo en su rostro... un rebote en su paso... algo en sus ojos.

También se estaba enamorando mucho de su jefe Andy. Él era increíblemente alto, 6'3" a ella 5'7" con piel negra oscura, hermosos ojos color avellana profundos (quién sabía de dónde podrían haber sacado su tono verdoso), cabello muy corto y hombros anchos y afilados. Él tenía al menos 35 años y ella nunca había sentido nada por los hombres mayores, tenía solo 24 años, pero algo en él era tan carismático. Cuando él estaba en la habitación, ella no podía mirar a ningún otro lado. Incluso debajo de sus trajes de negocios de diseñador, podía sentir el poder puro en su cuerpo. No pensaba nada despectivo de las mujeres que entraban y salían de su oficina... nunca más volvieron a entrar, y sus nombres nunca más aparecieron en su calendario... pero estaba empezando a preguntarse qué sería. gusta ser uno de ellos. En lugar de donde estaba... sentada en su escritorio de caoba probablemente demasiado caro con su computadora de escritorio y su teléfono, saludando a Andy todas las mañanas y a Juan tres veces a la semana... y siempre preguntándose...

Después de unos tres meses de trabajar en la oficina, se tomó un fin de semana para ir a comprar un nuevo guardarropa de trabajo. No se le ocurrió que alguien podría preguntarse por el hecho de que todas las faldas que compró eran unas dos o tres pulgadas más altas que las que había usado anteriormente. O que algunas de las blusas eran casi transparentes... y los hermosos conjuntos de tanga y sujetador que compró en Victoria Secret no tenían nada que ver con sus atuendos de trabajo. Eran solo para su propio placer. La ropa interior cara la hacía sentir sexy y segura, y era solo que ahora tenía el dinero para pagar más, mucho más, de lo que nunca antes había podido.

Diane se emocionó con las miradas que vio que Juan le daba debajo de las pestañas cuando llegó esa semana... sabía que sus piernas largas y delgadas se veían fantásticas con sus nuevas faldas de negocios, más ajustadas y más cortas que las que había estado usando la semana. antes de. Juan era lindo, tal vez de 30 años, cabello corto y ondulado y ojos castaños profundos. Su suave acento español no era especialmente exótico, pero aun así era sexy e intrigante. Ella consideró que su consideración era un gran cumplido... a pesar de sus largas piernas y su figura curvilínea, nunca se había sentido muy segura de su imagen corporal. Sus ojos color avellana con sus motas de color, realzados por los reflejos ámbar en sus rizos castaños, mucho más llamativos, por lo que su sutil aprobación era calidez y apoyo a su ego.

Solo deseaba que Andy se hubiera dado cuenta.

No había dicho una palabra. Ni siquiera tembló o parpadeó un ojo. Toda la semana estuvo decepcionada porque él acababa de entrar como de costumbre, dio su profundo bajo "Buenos días" y se fue a su oficina. Un par de veces la había llamado para pedirle que hiciera un poco de archivo, y si quería pedir el almuerzo en el lugar de comida china que estaba llamando, pero nada sobre su nueva apariencia.

Para el viernes, la decepción estaba disminuyendo rápidamente y empezaba a sentirse frustrada. Ese fin de semana volvió a salir, decidida a encontrar algo asombroso con lo que aturdir a Andy. Juan le había dado el visto bueno masculino a cada atuendo que la había visto... ¡y ni siquiera estaba allí todos los días! Con su nuevo ingreso, definitivamente podría permitirse solo un atuendo más.

Ella también lo encontró. El lunes por la mañana encontró a Diane modelando nerviosamente frente a su espejo. El rojo oscuro del traje hacía brillar su piel ligeramente bronceada, y sus labios se veían carnosos y definidos con el labial del mismo color que su traje. Lo había conseguido especial, se suponía que debía permanecer todo el día y no manchar nada, y era el tipo de rojo oscuro que siempre había asociado con las estrellas de cine y Hollywood. Sus zapatos a juego eran tacones de aguja de 2 ½ pulgadas, mucho más dramáticos que sus zapatos planos normales para ropa de negocios. Le encantaba la forma en que cambiaban sutilmente su postura y postura, aunque caminar con ellos todavía la ponía un poco nerviosa. Hacían que sus caderas se balancearan seductoramente cuando caminaba, y sus caderas se veían bien con la falda abrazándolas tan elegantemente.

Ajustándose nerviosamente la chaqueta sobre sus pechos, miró su pecho. Su blusa era mucho más transparente que las que había comprado antes. Un pelo menos y sería completamente transparente... aunque perfilaba muy bien su nuevo sujetador. Demi-copa, para que la parte superior de sus muy alegres pechos 34D se pudieran ver claramente. Las curvas nunca habían sido un problema para ella. Resueltamente cuadró los hombros, se desabotonó la blusa un botón más para que se le viera claramente el escote... y se acomodó la chaqueta sobre el pecho para calmar los nervios.

Al entrar a la oficina se cruzó con Juan, quien parecía que este lunes iba a salir a hacer mandados para Andy otra vez. Él le dio una mirada y un silbido bajo, trayendo una oleada de calor a sus mejillas. Manteniendo la cabeza un poco más alta y poniendo un poco más de movimiento en sus caderas, estaba completamente paseando, sintiéndose tan hermosa y sexy como las mujeres que entraban y salían de la oficina de Andy. De todas las reacciones que había recibido de

Juan, esta era la más descarada. No había manera de que Andy no la notara ahora.

Pero no lo hizo.

O al menos no dijo nada cuando entró y dio los buenos días de siempre. A pesar de que ella estaba de pie cuando él entró, posando en la ventana, fingiendo estar absorta en abrir las persianas... ¿cómo podía extrañarla? Una de sus piernas estaba doblada seductoramente, y sabía que la transparencia de su blusa sería evidente porque su chaqueta estaba muy arriba mientras ella alcanzaba por encima de su cabeza... y ¿cómo podía él pasar por alto la forma en que su falda abrazaba sus caderas y culo mientras ella se inclinaba hacia adelante?! Pero allí fue, sosteniendo su maletín, en su sexy traje perfecto, con su voz profunda y sexy, en su oficina perfecta e inmaculada.

Maldita sea. Ella solo quería una mirada de sus ojos, un reconocimiento de que se veía sexy. Aplastada, se reacomodó la falda y la chaqueta, se abrochó el botón de la blusa y también se abrochó los botones de la parte delantera de la chaqueta, preguntándose por qué había pensado alguna vez que se veía bien. Sacudiendo la cabeza y fingiendo que sus ojos solo estaban llorosos porque el sol había entrado muy fuerte por la ventana, fue y se sentó en su escritorio, volviendo al trabajo. Tal vez no podía ser hermosa, pero al menos podía ser buena en su trabajo. No debería haber esperado que la ropa nueva pudiera convertirla en una nueva persona.

Aproximadamente 30 minutos antes de la hora del almuerzo, Andy la llamó a su oficina, probablemente para averiguar si quería chino, pensó. Sin el balanceo que se había presentado en sus actuaciones matutinas, trotó hasta su oficina. Cuando entró en la habitación, se sorprendió al encontrar a Andy parado al lado de su escritorio al teléfono, estaba colgando cuando ella entró. Ignorándome todavía, pensó irritada. Luego se volvió y la miró directamente a los ojos.

Diane se detuvo en seco, con el aliento atrapado en la garganta. La mirada en su rostro estaba intensamente concentrada, casi enojada, pero completamente en control y la tenía completamente paralizada. Se sentía como una presa, atrapada en los ojos de un depredador, temerosa de moverse o por temor a que se abalanzara sobre ella. Andy dio un paso hacia ella y ella tuvo el impulso inmediato de retroceder, pero deliberada y obstinadamente se mantuvo firme. Él la miró de arriba abajo, de la misma manera que Juan lo había hecho antes, pero su mirada contenía una especie de desprecio, así como una especie de interrogación. Aportó un tipo diferente de calor a su rostro: un rubor de vergüenza en lugar de placer, y también el rubor de tensión sensual por tenerlo examinándola tan de cerca. Incapaz de encontrar su mirada, sus ojos bajaron y se deslizaron hacia el suelo. Se retorció cuando él se movió de nuevo, rodeándola y cerrando la puerta con fuerza... luego escuchó el clic de la cerradura.

¡¿Qué?! La palabra murió en su lengua cuando se dio la vuelta para mirarlo y encontró su mirada de nuevo. El foco estaba de nuevo en sus ojos, y mientras la miraba, la vaga expresión de interrogación en su rostro se resolvió en algo parecido a un hombre al que se le ha dado una respuesta. Ella retrocedió, lentamente al principio y luego más rápido, mientras él se movía hacia ella hasta que chocó contra su escritorio. El ritmo de su paso nunca cambió. Buscando un escape, sus ojos dejaron su rostro y recorrieron la habitación. Cuando él se detuvo frente a ella, a no más de 6 pulgadas de distancia, ella cerró los ojos y se concentró en su interior. Su pecho estaba agitado, sus pulmones ardían... la adrenalina corría por su cuerpo, haciéndola sentir como si estuviera llena de energía. Se sentía como si su corazón fuera una mariposa aterrorizada que revoloteaba en su pecho.

"Diana".

No podía mirarlo, simplemente no podía. Abriendo los ojos de nuevo, miró al suelo. A sus pies.

"¿Sí, señor?" Su voz sonaba totalmente normal pero sabía que no lo era. Era un pájaro, atrapada por un gato, en cuanto podía volaba frenética hacia la libertad. Cerró los ojos de nuevo.

"Este... este es un atuendo interesante". Ay dios mío. Su dedo estaba tocando el cuello de su chaqueta. Su cabeza voló hacia arriba, sus ojos se encontraron con los de él... Y el pájaro fue atrapado. Se sentía como si sus ojos estuvieran penetrando cada capricho, cada pensamiento, cada atisbo de fantasía que había en su cabeza durante los últimos meses. No podía respirar. Y ella no pudo manejarlo. Echándose hacia atrás por su toque, la parte posterior de sus muslos golpeó su escritorio y tuvo que echar las manos hacia atrás para evitar perder el equilibrio por completo.

Él sonrió. Dientes blancos brillando intensamente mientras ella lo miraba fijamente, con el corazón en la garganta. Podía sentir sus pezones tensarse solo por la mirada oscuramente sensual que él le estaba dando.

"Un conjunto muy interesante". El dedo volvió a su chaqueta y acarició el cuello y bajó por el lado derecho de la parte delantera de la chaqueta, y volvió a subir y a su blusa... sobre el oleaje de ella asomándose por la parte delantera de su camisa. Había lágrimas en sus ojos, provocadas por la tensión y la ansiedad.

"¿Qué estás haciendo?" su voz ya no era normal, ni siquiera estaba cerca de estar bajo control. Era tembloroso y áspero, había forzado las palabras a través de su garganta demasiado apretada.

"¿Que quieres que haga?" él respondió. La pregunta envió un calor disparado a través de su cuerpo mientras imágenes humeantes destellaban en su mente.

“Quiero saber qué haces con las mujeres aquí”.

Se rió, profundo y rico.

“¿Quieres que te lo cuente o quieres que te lo muestre?

"Muéstrame." La súplica susurrada salió de sus labios antes de que pudiera detenerla. Sus dedos acariciaron suavemente la parte superior de su pecho y luego tiró del lado derecho de su chaqueta hacia atrás y pasó sus dedos sobre el oleaje completo revelado por la media copa de su sostén.

Algo en su rostro se tensó y frunció el ceño con desagrado. Diane se estremeció por dentro, preguntándose qué parte de su cuerpo le desagradaba.

"Esto no es ropa de trabajo profesional, Diane". No había señales de una sonrisa en su rostro, pero casi podía oír una en su rica voz sarcástica. Ella jadeó ante su repentino cambio de humor, la oscura tormenta de ira en el fondo de sus ojos.

De repente, rápidamente, la hizo girar y la obligó a acostarse sobre el escritorio, con los brazos detrás de la espalda todavía enredados en la chaqueta. Ella jadeó cuando sus pechos quedaron aplastados contra la dura madera del escritorio, luego la mano de él se estrelló contra su trasero y ella gritó y trató de patear.

“Las secretarias que se visten como zorras solo piden que las castiguen”.

Con una risa profunda y luego presión, jadeó de nuevo cuando él la apretó por detrás, inclinando su cuerpo sobre el de ella. Entre las nalgas de su culo podía sentir su dura polla acurrucada. Cuando sacó una mordaza de bola de su bolsillo y se la metió en la boca abierta y frenética de ella, los maullidos agudos fueron todo lo que se le escapó cuando él se la colocó alrededor de la cabeza. Esto no era nada de lo que ella esperaba, pero tampoco quería que él se detuviera. Luego sacó unos cuantos trozos de cuerda de otro bolsillo y los colocó junto a su cabeza.

Diane siempre había tenido fantasías cuando era pequeña de ser secuestrada y atada por piratas, hecha prisionera. Una princesa capturada por un duque malvado... o una hermosa campesina llevada al harén de un sultán. Este era un equivalente moderno a la prisionera indefensa que siempre había interpretado en sus sueños. Nunca había estado tan excitada en su vida.

La primera cuerda se envolvió de forma segura alrededor de sus muñecas, en forma de ocho, y luego le obligaron a levantar los brazos y le ataron las muñecas a la parte superior de los brazos. Antes de que ella pudiera siquiera pensar en una defensa rápida, él tenía su pierna derecha estirada y la estaba atando a la pata derecha de su escritorio. Parte de ella pensó que debería luchar, que no era así como actuaba una mujer bien educada, que no debería dejar que él le hiciera esto... pero ¿no era el objetivo de ella vestirse seductoramente para llamar su atención? Bueno, ciertamente lo había hecho.

La pierna izquierda... y ahora las piernas de Diane estaban extendidas hasta el límite. Tenía una ligera tensión en los músculos de los muslos y la falda se le había subido hasta la cintura. Una risa detrás de ella trajo otro rubor de calor a su rostro,

"Bueno, bueno, bueno. E incluso debajo de la ropa tenemos que vestirnos como una puta".

Andy observó, deslizando un dedo debajo de la parte posterior de su tanga blanca de encaje y luego chasqueándola. Estremeciéndose quiso decir algo explicativo pero no pudo por la mordaza. Entonces su mano se estrelló contra su trasero. Las lágrimas brotaron de sus ojos y ella chilló. Más risas.

"Creo que esta es la mejor posición en la que te he visto, aunque esa pose que estabas haciendo frente a la ventana esta mañana también fue muy agradable". Los temblores la recorrían mientras sus dedos trazaban suavemente las nalgas expuestas de ella. ¿Por qué no podría haber tenido más sentido común y haber usado pantimedias hoy en lugar de medias? - y luego caminó frente a ella y se sentó en su silla para estudiar su rostro. La vergüenza y la vergüenza se apoderaron de ella, mientras él estudiaba de cerca su rostro. La súplica llenó sus ojos, y él colocó sus dedos debajo de su barbilla y levantó su rostro.

"¿Vas a ser una buena chica?" preguntó. Dios, ella quería ser buena para él. Estaba tan caliente y mojada... y completamente avergonzada por la inspección minuciosa de su rostro y el frente de ella mientras estaba atada a su escritorio. Un destello blanco en su rostro oscuro, una sonrisa de benigna magnificencia, se puso de pie y se bajó la cremallera de los pantalones. Con los ojos muy abiertos, no hubo más remedio que mirar mientras sacaba su pene de sus bóxers. Incluso flácido, era obvio que iba a ser más grande que cualquiera que hubiera visto antes, tanto más largo como más grueso, y no ayudaba el hecho de que todo su vello púbico estaba afeitado. No es que hubiera visto tantas pollas antes y todas ellas tenían vello púbico, tres de sus ex novios, pero todas habían sido mucho más pequeñas cuando no estaban duras. Se preguntó cómo se vería la suya dura, aunque tenía la clara sensación de que no se quedaría preguntándose por mucho tiempo.

Cuando ella abrió los labios para hablar, él puso un solo dedo frente a su boca y la miró, como un amenazador dios del sexo.

"¿Todavía quieres saber qué hago con las mujeres aquí?" preguntó.

Diane asintió, con una súplica muda en sus ojos. Ya estaba en esta profundidad y lo necesitaba... el calor húmedo entre sus piernas lo exigía.

"Entonces sé una chica muy buena y ábrete de par en par".

Ella vaciló y luego su boca se abrió sumisa. Tan pronto como su pene entró en su boca suave y tentadora, comenzó a agrandarse, en minutos fue mucho más grande. Más risas al ver su cara.

"Mide 10 pulgadas, y vas a tener que hacerlo mucho mejor que eso para meterlo todo". ¿¿Todo ello?? pánico. No había forma de que todo eso le entrara en la boca, apenas había conseguido que su último novio entrara por completo cuando él lo solicitó y solo medía 7 "como máximo. Luchar no la llevó a ninguna parte, y él comenzó. presionando más y más contra sus amígdalas, cortándole la respiración.

"Ni siquiera pienses en morder". Le dio una palmada de advertencia en el trasero, no tan fuerte como la había azotado antes, y el dolor rápido la atravesó en una ráfaga de calor placentero. Oh dios... ella quería que él lo hiciera de nuevo.

La longitud de él en su boca se hizo más fácil cuando se dio cuenta de que él le estaba dando tiempo suficiente para respirar por la nariz cada vez que se retiraba, y ella comenzó a relajarse y a meterse más. Un ligero gemido de él mientras deslizaba más y más de su pene por su garganta. Diane estaba sonrojada de placer y calor, lo estaba haciendo. Ella lo estaba complaciendo, y estaba indefensa, vulnerable y totalmente fuera de control. Era mejor que cualquiera de las fantasías que jamás había soñado. Si tan solo pudiera frotar sus piernas juntas, para aliviar la sensación de dolor entre sus piernas. Los jugos de su coño se filtraban por toda la tanga blanca y ni siquiera podía tocarse a sí misma.

Casi como si hubiera percibido su pensamiento, Andy comenzó a inclinarse hacia adelante, empujándose aún más en su boca, y también dándole la oportunidad de comenzar a deslizar suavemente sus dedos sobre su trasero y la parte superior de sus muslos. Cada parte de ella temblaba, y su boca se abrió aún más mientras gemía alrededor de su pene, lo que provocó que él también se estremeciera un poco cuando las vibraciones enviaron sensaciones placenteras de arriba abajo por su miembro. Empujó un poco más fuerte dentro y fuera de su boca, un poco más rudamente, y comenzó a tratar su trasero también más rudamente. Unos dedos pellizcaron su trasero y se hundieron entre sus mejillas, dejando huellas rojas a su paso. Su trasero se movía al ritmo de sus embestidas, deseando que él prestara atención a su dolorido coño. Ahora que la tanga estaba siendo retirada de su cuerpo, podía sentir que sus jugos comenzaban a filtrarse por sus muslos, y la vergüenza que sentía al estar excitada en tal situación solo sirvió para excitarla aún más.

Se preguntó por la vista que hizo. Una dulce y encantadora chica de 24 años, vestida con ropa de oficina muy cachonda, y ahora atada sobre un escritorio con la falda alrededor de la cintura, la enorme polla negra de su jefe en su boca perfectamente pintada, el cabello escapado de cualquier apariencia de orden y sus grandes manos clavándose en su culo. Entonces todo pensamiento cesó, porque un dedo comenzaba a recorrer arriba y abajo dentro de su tanga a lo largo de los labios de su coño. Los giros de su trasero se volvieron más rápidos, mientras intentaba desesperadamente que él presionara más fuerte, que entrara en ella. Luego, sus dedos ahora mojados con sus jugos, movió un par de ellos hacia su culo mientras su otra mano tiraba más fuerte sobre sus nalgas. Ella se congeló. La única vez que había dejado que un novio se acercara a su trasero se había asustado antes de que él lograra meter todo su dedo dentro de él. Era incómodo, doloroso y sucio. Intentarlo había sido una concesión por su cumpleaños, y una que no había funcionado. Ahora no había manera de detenerlo.

Los dedos jugaron alrededor de la parte exterior de su agujero del culo, y rezó para que Andy no lo llevara más lejos. De repente, toda su concentración fue absorbida por las embestidas muy ásperas de su polla en su boca, muy rápidas y muy profundas. Luego, dos de sus dedos se sumergieron rápidamente en su coño y otro en su culo, haciéndola gritar alrededor de su polla, al mismo tiempo que empujaba su cuerpo hacia adelante y lo sujetaba. El semen salió a borbotones de la punta, directo a su garganta; no había otra opción, tuvo que tragar mientras chorro tras chorro salía a borbotones.

Finalmente, terminó, retiró los dedos de su culo y su coño, se enderezó y la miró. Como una buena zorra, su boca aún sostenía su polla. Él acarició los mechones rebeldes que habían salido de su cabello de la parte posterior de su cara, casi con ternura, y sacó la polla de su boca. Un pequeño maullido se le escapó cuando se fue, luego de inmediato se quedó en silencio nuevamente, solo mirándolo. Esperando el próximo movimiento.

Andy acercó su silla al escritorio, con la bragueta todavía abierta y la polla descansando suavemente sobre sus testículos, y se sentó con las manos entrelazadas frente a él.

"Bueno. ¿Creo que eso es lo que querías?" Él le sonrió. Silencio mientras el calor subía a su rostro, en lugar de responder, solo lo miró fijamente hasta que él comenzó a reírse de nuevo.

Otro momento y ella se rompió,

"Por favor." Un susurro. Las cejas levantadas fueron toda la respuesta que obtuvo, por lo que se aclaró la garganta dolorida y maltratada: "Por favor... tengo que venir".

Todo el orgullo se esfumó con esa súplica. Pero ella necesitaba correrse. A través de todo, incluso ahora, su coño estaba mojado, y ahora le dolía con la necesidad de correrse. Como no podía alcanzarlo, tuvo que preguntar. Rogar. Y ella rogaría más si fuera necesario. Su tanga estaba empapada, su boca y garganta adoloridas, sus senos aplastados con duros pezones empujando contra su escritorio, y el sabor de él en su lengua.

Nunca había necesitado correrse tanto en su vida, por lo que casi lloró cuando él comenzó a reírse de nuevo y negó con la cabeza.

"No, no querida. Todavía no. No hoy. Al menos no de mí". Esa horrible sonrisa. Podría aprender a despreciar esa sonrisa. "Irás a casa, te tomarás la tarde libre. Sin embargo, asegúrate de llegar a tiempo mañana". Otra mirada sobre su cuerpo inmovilizado, "Ponte algo como esto otra vez".

Él se puso de pie y la desató, y mientras ella intentaba enderezarse, él ya estaba de regreso en su escritorio y trabajando. Unos momentos de pie frente al escritorio, mirándolo fijamente, y finalmente se giró para irse. Justo antes de cerrar la puerta, miró hacia atrás. Él no la estaba mirando, así que se dio la vuelta y se fue, cerrando la puerta detrás de ella.

De pie sobre piernas inestables, miró su escritorio, que no le atraía. ¿Volvería mañana? ¿Significaría que estaba loca si lo hiciera? Su mano se deslizó hasta su pecho, frotando el pezón dolorosamente duro. Luego encogió los hombros, mirando a su alrededor como loca pero, por supuesto, no había nadie allí. Corriendo a su escritorio, agarró su bolso y salió de la oficina.

Cuando llegó a casa se masturbó hasta el orgasmo. Cuatro veces seguidas. Esa noche tuvo que masturbarse una vez más antes de poder dormir... pero eso no detuvo la necesidad entre sus piernas. Solo disminuyó un poco, pero sin nada de la emoción cruda y la satisfacción total que deseaba desesperadamente.

Capitulo 2

Sorprendentemente, al menos para Diane, el resto de la semana en el trabajo transcurrió prácticamente como de costumbre. Los nuevos conjuntos que había comprado eran los únicos que usaba, Juan la revisaba todos los días que estaba allí, y en su mayor parte Andy la ignoraba.

El primer día casi la hizo enojar y para la hora del almuerzo tenía el ceño fruncido permanentemente. Andy la invitó a pasar a su oficina y su corazón se alegró, pero cuando todo lo que hizo fue preguntarle si quería comida china para el almuerzo, su estado de ánimo volvió a desplomarse. Esa tarde, mientras ella estaba en la fotocopiadora, él se le acercó por detrás y le puso una mano en el centro de la espalda, sujetándola en su lugar mientras le daba cinco fuertes golpes en el trasero. Diane gritó, empujando sus caderas hacia atrás con necesidad... incluso el castigo se sintió bien para su cuerpo demasiado ansioso.

"No más pucheros", dijo con severidad en su oído, su mano acariciando su trasero. Ella gimió, empujando hacia atrás por más, pero él la dejó allí de pie con las piernas temblorosas. Pero no volvió a hacer puchero después de eso, porque sabía que incluso si parecía que él la estaba ignorando, no lo estaba haciendo.

Toda la semana fue así. Un par de veces más se le acercó por detrás mientras ella estaba en la fotocopiadora y empujó su ingle contra su trasero, dejando que ella se frotara contra el duro bulto que estaba allí antes de que él se fuera de nuevo. Una vez la llamó a su oficina y se quedó sentado mirándola durante unos minutos antes de despedirla de nuevo (para cuando la dejó ir, ella estaba roja y preguntándose desesperadamente qué iba a pasar). En otra ocasión, se paró detrás de ella mientras ella escribía un correo electrónico, con las manos sobre sus hombros. Antes de irse, rozó uno de sus senos con la palma de su mano y su pezón se endureció de inmediato, dejándola jadeando de necesidad.

Pero para su dolorido coño, no había nada. La mayor diferencia era que pasaba todas las noches masturbándose antes de acostarse, y su nivel de tensión sexual era el más alto que jamás había tenido. Algunas veces incluso había ido al baño durante su hora de almuerzo para salir porque no podía esperar a llegar a casa. Sin embargo, ninguno de sus orgasmos le dio el alivio que estaba buscando. Aunque era experta en correrse, sus propios orgasmos casi nunca eran tan buenos como los de una pareja, y en comparación con el alto nivel de placer que habría sido posible ese día en el escritorio, se sentía terriblemente inadecuada. La mera presencia de Andy en la habitación con ella la mojaba, siempre se alegraba cuando él estaba encerrado a salvo en su oficina cuando la puerta estaba cerrada. Se hizo más trabajo.

La semana siguiente, ella comenzó a sentir que tal vez su actuación de la semana anterior había sido decepcionante para él y que nunca encontraría su satisfacción. Poco conocido por ella, Andy disfrutaba bastante del tormento por el que la estaba haciendo pasar. Siempre había tenido cámaras de seguridad por toda la oficina, y ver a Diane frotarse las piernas debajo de la falda hasta que estaba lo suficientemente desesperada como para ir al baño para aliviar su tensión era tentador, sus actuaciones reales en el baño eran fascinantes, y él no estaba lista para ceder a su necesidad todavía. Aunque pronto, muy pronto. Aún así, no hay razón para negarse totalmente a sí mismo mientras la baila en una cuerda.

Diane estaba ansiosa cuando la llamaron a su oficina una vez más ese jueves. De pie frente a su escritorio mientras él la examinaba, se preguntó si sería una repetición de la última vez en la que sería despedida sin que ninguno de los dos dijera una palabra. Eso significaría otro viaje al baño para ella, quien sabía lo que significaba para él. Finalmente, chasqueó los dedos y señaló un lugar junto a su silla. Inmediatamente, ella se movió. Una vez en posición, la examinó de nuevo, agonizantemente lento. El solo hecho de estar tan cerca de él estaba causando que su coño comenzara a gotear, y había imágenes de la semana pasada en su mente.

"Quitate la chaqueta."

Esa increíblemente sexy voz profunda rompiendo el silencio. Los dedos volaron hacia los botones, desabrochándolos y despojándose de la ofensiva prenda de vestir. De pie solo con una blusa blanca transparente con su sostén rojo claramente visible a través de ella, podía sentir que sus pezones se endurecían cuando su mirada recorrió su pecho. Dientes blancos y brillantes... una sonrisa tan hermosa, pensó.

"La camisa."

Escalofríos, ligera vacilación... la semana pasada había sido más fácil cuando él había hecho todo por ella. Pero si esto era lo que tenía que hacer para llegar al orgasmo, lo haría. Desnudarse, suplicar, suplicar, cualquier cosa que quisiera, si tan solo llenaría su coño con la hermosa polla que había llenado su boca y garganta. Temblando de anticipación, se quitó la camisa. Los duros pezones sobresalían claramente de sus pechos, rogando por atención... él levantó la mano y frotó suavemente cada uno, haciendo que sobresalieran aún más mientras Diane arqueaba el pecho hacia delante y jadeaba para respirar.

"El sujetador."

Y se fue. Se revelaron orgullosos 34D, alegres incluso sin su apoyo, rematados con pezones de cereza fruncidos. Ahora Andy levantó ambas manos, deslizándolas por su delgada cintura y curvándolas para ahuecar la parte inferior de sus senos. La respiración salía irregularmente cuando los aplastó bruscamente en sus palmas. Pasaron minutos haciendo rodar los pesados globos entre sus manos, acariciando círculos ligeros hacia adentro pero sin llegar a tocar sus pezones. Palmeó sus pezones, empujando con dureza sobre todos sus senos y apretando con fuerza, machacándolos juntos.

Diane estaba en celo, sus piernas temblaban mientras él la golpeaba en el pecho, el delicioso dolor corría directo a su coño y estaba segura de que estaba empapando su tanga. Finalmente agarró sus pechos con cada mano y tiró de ella hacia delante y hacia abajo hasta que estuvo sentada a horcajadas sobre su regazo. Luego, con los ojos al nivel de los de ella y mirándolos profundamente, aplastó cada delicada protuberancia de un pezón entre las yemas de sus dedos. Un grito sin palabras, un gemido, la espalda arqueada hacia el techo, el dolor se sentía taaaan bien después de tanto tiempo de burlas. Tiró de ellos con dureza, provocando más gemidos, más dolor, más placer. Separó las piernas sobre su regazo, la extensión hizo que los labios de su coño se abrieran alrededor de su tanga y sus senos se volvieran rosados con el trato duro que estaban recibiendo. Los ojos vidriosos se clavaron en los de color marrón oscuro mientras respiraciones cortas hacían que los pechos torturados de Diane se agitaran.

Finalmente, su mirada se volvió hacia abajo, hacia las manos que jugaban con su cuerpo... la vista era asombrosa. Sus manos muy grandes cubrían sus pechos por completo, y el contraste de color entre su piel ligeramente bronceada y su piel negra oscura era tan llamativo que no podía apartar la mirada. Al ver sus fuertes dedos aplastar los tiernos capullos, se asombró de lo maleables que eran sus pechos, de lo mucho que podían ser aplastados. Y cuánto placer enviaba a través de su cuerpo. También podía ver el bulto debajo de sus pantalones, y podía sentir que tanto su boca como su coño se humedecían al verlos.

Luego sus dedos se cerraron bruscamente sobre sus pezones de nuevo, haciéndola jadear, y usando sus pezones la bajó de su regazo hasta que estuvo arrodillada frente a él.

"Abrázame".

Ella vaciló, queriendo preguntarle si se lo iba a chupar de nuevo o si finalmente él también le iba a dar lo que necesitaba. La repentina y dura bofetada en su seno derecho detuvo la pregunta antes de que pudiera formarse y unas pequeñas manos le bajaron el cierre de los pantalones y sacaron la muy dura y muy pesada polla, que prácticamente saltó de la constricción de sus pantalones. Envolviendo ambas manos alrededor del eje, y ella estaba a punto de bajar la cabeza cuando él dijo "Alto".

Sorprendida, se echó hacia atrás y vio cómo él abría un cajón a la izquierda de su cabeza y sacaba un trozo de cuerda muy familiar. Sonriendo, la empujó hacia adelante para que su cabeza descansara sobre su muslo, el aliento cálido deslizándose sobre su pene, y le ató las manos y luego a los brazos en la misma configuración que la semana anterior. Recostándose en su silla, miró el dulce y hermoso rostro junto a su pene antes de dar su siguiente orden.

"Chupar."

La orden fue casi innecesaria, estaba tan ansiosa por tener una parte de él dentro de cualquier parte de ella. Sus labios se deslizaron con fuerza sobre la cabeza, la lengua lamiendo y probando la pequeña hendidura en su punta. Un largo y profundo suspiro se le escapó mientras la boca de ella continuaba su lento viaje por el eje, confines suaves y aterciopelados para una herramienta tan dura. Aunque trató de bajar la boca por completo, como lo había hecho la semana anterior, por sí sola parecía imposible; así que, en lugar de eso, comenzó a mover su boca hacia arriba y hacia abajo tanto como pudo. Las cosas se volvían más fáciles cuanto más tiempo lo hacía, aunque las manos atadas la obstaculizaban, lo hacía más excitante para ella, y la vista era espectacular para él. Su cabeza morena se balanceaba con entusiasmo, los labios rojos se deslizaban placenteramente sobre su pene, y con las manos detrás de la espalda, sus pechos rosados con sus pezones rojos y furiosos se empujaban hacia adelante y se frotaban contra las piernas y la silla. Incapaz de resistir la tentación, se agachó y comenzó a magullar sus pechos de nuevo mientras ella lo amamantaba con entusiasmo.

Con algo casi divertido, comenzó a usar sus senos y pezones como palanca para hacer que se moviera tan despacio o tan rápido como quisiera, y comenzó a tirar de ella más y más hacia él, obligándola a elegir entre tragar más de su pene o sintiendo un dolor cada vez mayor en sus senos. Al mirar su reloj se dio cuenta de que ya casi era hora de que regresara al trabajo, aunque hoy se había asignado una cierta cantidad de tiempo para disfrutarla, tampoco podía permitirse atrasarse en el trabajo; así que alargó la mano hacia su cabello y lo desató del elegante nudo en el dorso de sus manos. Luego, enrollando sus grandes manos a través de sus rizos, comenzó a forzar su boca más y más sobre su pene, hasta que ella estuvo constantemente tomando toda su longitud por su garganta nuevamente con su ayuda.

Podía sentir que el semen comenzaba a subir, y sus manos se apretaron en la parte posterior de su cabeza, llevando su boca a casa mientras empujaba su ingle hacia arriba. Su garganta se convulsionó alrededor de la cabeza de su pene mientras tragaba el semen que brotaba. En esta posición se sentía como si su polla estuviera aún más abajo en su garganta que cuando ella estaba inclinada sobre el escritorio, podía sentir todos los músculos de su garganta latiendo alrededor de su polla mientras él liberaba su carga. Celestial. Le sonrió a la hermosa y ansiosa pequeña chupapollas que seguía chupando y lamiendo suavemente a pesar de que la polla en su boca estaba disminuyendo lentamente de tamaño. Aunque cuando ella empezó a trabajar para él, él se había preguntado si ella sería del tipo que disfrutaría de su estilo de sexo, no esperaba que ella resultara ser una sumisa natural tan maravillosamente receptiva y ansiosa. Los dedos se deslizaron hacia abajo para pellizcar cada uno de sus pezones con fuerza, y luego los usó para sacarla de su pene.

A pesar de que ella lo miró, suplicante, de rodillas en su posición de súplica, ni siquiera se molestó en hacer la pregunta que tenía la semana pasada. Era como si ella ya supiera que preguntar no haría ninguna diferencia, todo dependía de él ahora. Él sonrió. Pronto, aunque él no iba a decirle eso. Cuando sus brazos estuvieron desatados, él le sonrió de nuevo.

"Debajo del escritorio, niña. No juegues contigo misma mientras estás ahí abajo, mantén tus manos en mis piernas". Ella suspiró y se movió hacia abajo, sin siquiera cuestionar su orden, resignada a otra noche de masturbación antes de irse a dormir. Cuando movió su silla hasta su escritorio, ella inmediatamente tomó su polla en su boca, sus manos ahuecaron sus bolas y acariciaron sus muslos. Dos veces más esa tarde lo chupó hasta completarlo, algunas veces él se inclinó para jugar con sus senos un poco más, aunque no con tanta dureza como lo había hecho antes.

Al final del día la sacó del escritorio. Le dolían las rodillas y sentía un poco de náuseas, nunca había tragado tanto semen en tan poco tiempo, pero una parte de ella estaba muy contenta. Andy la sentó a horcajadas sobre su regazo, sus cremosos muslos separados sobre sus anchas piernas, sus manos suavemente sobre sus pechos. Diane pensó que podría correrse solo por su toque, cuando él se inclinó hacia adelante y chupó un pezón en su boca, sus manos acariciando sus senos mientras succionaba y mordisqueaba, podía sentir el placer aumentando en su vientre. Sus labios se movieron a su otro pezón y ella movió sus caderas, queriendo montarlo, frotarse contra él, pero sus manos la mantuvieron firmemente alejada incluso mientras jugaba con sus pechos.

Diane dejó caer la cabeza hacia atrás, simplemente disfrutando de la sensación de su boca sobre sus atormentados pezones, sus manos rozando suavemente sus sensibles montículos. El sabor de él estaba en su boca.

Cuando deslizó un dedo entre sus piernas, ella casi gritó de triunfo, pero él simplemente sumergió su dedo en sus jugos húmedos y luego lo apartó. Las lágrimas brotaron de sus ojos, necesitaba correrse tanto.

Mientras ella gemía, él puso su dedo cubierto de jugo en su boca, el dulce sabor a almizcle de su cuerpo se mezcló con el sabor de su semen. Le chupó el dedo desesperadamente, sin siquiera importarle que la obligara a probarse a sí misma. Cualquier cosa que quisiera, si tan solo volviera a poner su dedo allí. O deja que ella le jorobe la pierna. Lo que quisiera.

"Así es como sabrá cuando me limpies con la boca después de que te tome".

Oh dios... sus palabras... el sabor... estaba tan caliente que pensó que podría correrse solo por eso. Toda la tarde había sido una gran provocación.

Pero luego le quitó el dedo de la boca y le puso las manos en las caderas, levantándola de su regazo.

"Vístete y vete a casa por el día", le dijo.

Diane hizo lo que le ordenó, pero primero hizo un viaje rápido al baño, metiendo sus dedos con fuerza en su coño empapado, haciendo rodar los sabores de su sexo combinado alrededor de su boca y obsesionada con la promesa en sus palabras. Ella vino casi de inmediato.

Esa noche, cuando se masturbó, se puso sus propios senos más rosados que los de él. Se durmió un poco más satisfecha que la noche anterior.

****

El viernes pasó con normalidad, luego el fin de semana, y el lunes vuelta al trabajo. Diane empezaba a sentirse como una perra en celo. Cruzar a hombres en la calle enviaría pensamientos de sexo a su cabeza, cualquier hombre, y algunas veces estaba tentada de traer a casa a un extraño al azar, solo para poder echar un polvo. Pero tenía la sensación de que la intensidad, la tensión, nada de eso estaría allí, y no estaría más satisfecha de lo que estaba después de masturbarse. Así que, en lugar de eso, esperó. Esperé a Andy. Había más juegos pequeños en la oficina. Una vez que Juan entró mientras Andy tenía las manos debajo de su camisa mientras él estaba detrás de ella mientras ella escribía, ella pensó que se moriría de vergüenza, pero Juan solo le sonrió con complicidad mientras su rostro se ponía rojo brillante. Mientras Juan se movía por la oficina para terminar su trabajo, Andy jugaba de manera más brusca con sus senos.

Ella simplemente mantuvo la cabeza gacha, no queriendo ver a Juan mirándolos por el rabillo del ojo, Andy obviamente estaba dejando que Juan viera su camisa. Era aún más vergonzoso que Juan lo supiera, aunque ahora estaba segura de saber por qué le pagaban tanto. Desde ese primer lunes no había más mujeres entrando a la oficina para visitar a Andy, y ella se sintió aliviada.

Durante el fin de semana había visitado todo tipo de historias eróticas y sitios web de imágenes, se habían vuelto progresivamente más pervertidos. Estaba considerando hacer cosas que nunca hubiera creído posibles, si tan solo Andy la follara, si tan solo la sacara. Los sitios con fotos de parejas interraciales fueron lo que realmente la motivó. El recuerdo de ver las manos oscuras de Andy sobre su cuerpo ligero fue suficiente para que comenzara a correrse. El miércoles por la tarde finalmente la llamó a su oficina nuevamente. Esta vez, en lugar de jugar al juego de las miradas, estaba de pie junto a un mueble nuevo. Un escritorio, similar al suyo, pero un poco más corto, colocado perpendicularmente a su propio escritorio, formando un ángulo de 90 grados. Lo único que había encima era una pequeña almohada. Su sonrisa era más brillante que el sol al mediodía y más malvada que la de Maquiavelo.

"Ven aquí, niña".

Cuando estuvo de pie directamente frente a él, alcanzó detrás de su cabeza para deshacer su cabello. Mientras caía alrededor de sus hombros, él enredó su mano en el dorso y tiró de ella para su primer beso real. Sus manos volaron hacia su amplio pecho, sintiendo los músculos debajo de él, la otra mano de él alcanzó la parte baja de su espalda y tiró de ella. Junto a su cuerpo ancho y poderoso, ella se sintió pequeña, indefensa, un pequeño gatito contra el león. líder del orgullo. Mientras ella se aferraba a él, profundizó el beso, sondeando su boca con la lengua. Se le escapó un pequeño gemido. Cuando finalmente la soltó, ella estaba temblando y permaneció allí sumisa mientras él comenzaba a quitarle la ropa lentamente. Primero su chaqueta y su blusa, luego le desabrochó la falda y la dejó caer al suelo. Se quedó allí de pie con su sujetador y tanga a juego, con sus bragas y tacones, temblando de tensión. Acariciando suavemente a lo largo de su cuerpo, lentamente se abrió camino para quitarle el sostén y luego la ropa interior, dejándola solo con las medias y los tacones. Era la primera vez que la exponía por completo ante él, y ella se sintió vulnerable de una manera completamente nueva.

La esperanza creció en ella. Seguramente si estuviera completamente desnuda él la tomaría ahora.

"Súbete a la mesa".

Estaba fresco y suave bajo las nalgas. Andy la empujó hacia abajo para que quedara acostada a lo largo, con la almohada debajo de la cabeza. Luego abrió un cajón y sacó la mordaza de bola, que ella ni siquiera luchó, luego le ató las muñecas y las levantó por encima de su cabeza y las ató al escritorio. Se usaron dos trozos más de cuerda para atarle los tobillos a los muslos y luego a cada lado del escritorio.

Totalmente expuesta, sus pechos sobresaliendo, el coño y el culo abiertos entre sus muslos abiertos, ella hizo una hermosa vista. Andy sacó otra almohada pequeña y se movió hacia abajo para mirar entre sus piernas abiertas. Su sonrisa era de pura admiración.

"Hermoso."

Era exactamente lo que ella quería oír y su cuerpo ondulaba, ansioso y esperanzado. Sus pezones estaban erectos y orgullosos sobre sus pechos, su coño estaba tan húmedo y listo para él. Deslizó la pequeña almohada debajo de su trasero, levantándola muy levemente para que ambos agujeros quedaran expuestos al mundo. Un suave y cálido aliento sopló sobre ellos tentadoramente cuando Andy se inclinó hacia ellos. Todo su cuerpo se estremeció con anticipación.

Entonces Andy abrió otro cajón y empezó a sacar un montón de cosas, que ella no pudo ver bien porque él las colocó en su escritorio. Extendió una mano y empezó a jugar con su pezón, pellizcando y tirando. Era innecesario, porque ya estaba duro, pero parecía disfrutar tirando de él como si estuviera tratando de extenderlo más lejos de sus pechos. Luego le mostró lo que sostenía en la otra mano: abrazaderas que parecían pinzas, tres de ellas en una delicada cadena en forma de Y. Con los ojos bien abiertos al ver este temible objeto, trató de objetar a través de la mordaza e incluso trató de moverse un poco para alejarse, lo que le valió una fuerte bofetada en su expuesto y abierto coño. La fuerte nalgada la atravesó, su coño goteando copiosamente. Dejó de forcejear, recordándose a sí misma que haría lo que él quisiera por su orgasmo. Las abrazaderas se colocaron en cada uno de sus pezones, y él las apretó hasta que cada uno de sus capullos de color cereza estuvo en un agarre firme y levemente doloroso, luego se movió hacia abajo entre sus piernas, colocando la tercera abrazadera en su montículo afeitado y dejándola sin duda de adónde iría esa tercera abrazadera.

Los jugos del coño ya estaban goteando por su grieta sobre la almohada, cuando Andy se inclinó entre sus piernas nuevamente, pudo inhalar su dulce aroma. Ella se estremeció cuando el primer toque de su lengua trazó los labios exteriores de su coño, tentándola. Luego se movió hacia adentro, lentamente, finalmente comenzó a lamer su agujero. Después de tantos días de solo llamar la atención de sí misma, era el paraíso. Maravillosamente, movió su lengua hacia arriba y rozó su clítoris con él, pasando su lengua alrededor de él y tirando de él con los dientes.

Ella se corrió de inmediato, gritando contra la mordaza mientras él mordisqueaba el tierno capullo, el placer ondulaba a través de su cuerpo. Andy finalmente le dio algo de lo que necesitaba. Su coño palpitó con el evento tan esperado, sus entrañas se convulsionaron. Sin embargo, todo terminó demasiado rápido, ya que se alejó.

"Muy mala niña. No te dije que podías correrte.

Diane gimió, subiendo y bajando las caderas, nada arrepentida. El orgasmo había sido maravilloso, pero su coño todavía se sentía caliente y necesitado, lo quería dentro de ella.

Luego se paró de nuevo y ató la tercera abrazadera de forma segura a su clítoris. Dolía, pero también se sentía tan bien, estaba moviendo sus caderas, tratando de que él la tocara un poco más, emitiendo gemidos a través de su mordaza. A pesar de su orgasmo, quería más, el hambre en su interior no se aplacaba. Él se rió de sus movimientos y volvió a los objetos en su escritorio.

Un minuto después estaba de vuelta entre sus piernas con tres objetos, levantó la gelatina KY para que ella la viera, junto con un extraño objeto con forma de bala y una base ancha, que ella nunca había visto antes. Sin embargo, no fue difícil hacerse una idea, ya que esparció gelatina KY por todas partes y luego usó su dedo para esparcirla alrededor de su culo, finalmente atravesando su trasero con su dedo recubierto. Ella se opuso enérgicamente, tratando de sujetar su dedo mientras se abría paso, emitiendo sonidos negativos a través de su mordaza, rezando para que él solo estuviera jugando con ella. Vana esperanza, tan pronto como sintió que ella estaba lo suficientemente lubricada, usó una mano para sujetar su pelvis mientras comenzaba a mover lentamente el juguete por su trasero. Estirándose, movió el juguete hacia adentro y hacia afuera, aflojando su agujero, le dolía pero también se sentía algo placentero de una manera extraña. Finalmente decidió simplemente aceptar lo inevitable...

después de todo, la noche anterior había estado pensando que haría cualquier cosa si él la follaba, ¿o no? Y el juguete realmente tenía solo una pulgada alrededor en su base, eso sería tan malo, ¿verdad? Si esto era lo que tenía que hacer, que así sea.

Cuando el tapón finalmente entró por completo en su trasero, se sintió llena e hinchada, estaba ajustado, y aunque empujó experimentalmente para ver si podía sacarlo, no había forma de que pudiera forzarse a sí misma a hacerlo. propio culo lo suficientemente ancho como para sacarlo. Además, eso podría enojar a Andy, y ella tampoco quería hacer eso ahora. No con él entre sus piernas así. Finalmente insertó el último objeto en su coño, estaba frío y duro, y no muy grande, entonces empezó a vibrar. Había insertado un huevo vibrador, ella lo sabía porque tenía uno en casa. Siempre era bueno para los juegos previos, solo lo suficiente para excitarla, pero nunca lo suficiente como para que pudiera correrse. Luego, cuando el juguete en su trasero cobró vida, saltó. Andy le sonrió y se dirigió a su escritorio donde comenzó a trabajar de nuevo.

Pasó el tiempo, no sabía cuánto porque no podía ver un reloj. Toda su atención se centró en los juguetes en ella, el leve dolor en sus senos, el dolor intenso en su coño y clítoris, y la plenitud de su trasero. Cada parte de ella se esforzaba por llegar al orgasmo final, pero no importaba lo cerca que estuviera, siempre permanecía fuera de su alcance. Simplemente no hubo suficiente estimulación del huevo, a pesar de que la abrazadera tenía su clítoris firmemente sujeto, definitivamente no fue suficiente para acabar con ella. Poco sabía ella, pero estaba comenzando a distraer mucho a Andy, con sus gemidos y jadeos que fueron amortiguados por la mordaza de bola pero aún no totalmente silenciosos, el ligero brillo del sudor sobre su cuerpo y el olor lentamente abrumador de su coño. llenando la habitación. Él la dejó allí por solo unos 15 minutos antes de terminar su informe, y giró su silla para sentarse directamente al lado de su estómago.

Rápidamente, las pinzas fueron arrancadas de sus pezones y clítoris, haciéndola retorcerse y gritar detrás de la mordaza. El dolor se disparó a través de los pequeños órganos y la sangre volvió a entrar, dolor y la sensación de un orgasmo inminente... sintió como si él simplemente tocara su clítoris y explotaría de nuevo. En cambio, los dedos pellizcaron sus pezones, causando más contorsiones y gemidos mientras los botones altamente sensibilizados eran acariciados, sus caderas giraban sobre la mesa. El huevo en su coño zumbaba alegremente, y finalmente se había adaptado por completo al tapón anal, que ahora le estaba dando una agradable sensación de plenitud. Andy se puso de pie y caminó entre sus piernas, solo un pensamiento llenaba su mente: ¡POR FAVOR!

Cada parte de su cuerpo se estremeció para que él la violara, para llenarla, para finalmente tomarla como propia. En cambio, sintió su mano alrededor de su ano, y luego el tapón anal comenzó a moverse de un lado a otro en su culo, casi dejándolo y luego empujándolo firmemente hacia adentro. Más gemidos y jadeos, más temblores, mientras sentía que su culo se estiraba y contraía . . El movimiento constante en su culo se estaba volviendo lo suficientemente agradable como para sentir que incluso podría estar satisfecha si él simplemente le metiera la polla en el culo. Si bien en realidad nunca había tenido pensamientos serios sobre el sexo anal, principalmente debido al fracaso de su primer experimento con un ex novio en el que incluso su dedo le causaba demasiado dolor, en este momento estaría dispuesta a llevarlo a donde él quisiera si tan solo se lo permitiera. su semen después.

Andy se inclinó sobre ella, su entrepierna a solo unos centímetros de la de ella, y ella se esforzó desesperadamente por conectar los dos, para acercarse lo suficiente como para frotarse en sus pantalones. En lugar de eso, mantuvo la distancia suficiente de sus entrepiernas para llevarla al borde de las lágrimas, mientras chupaba un pezón de cereza en su boca. Al sentir como el calor se extendía por todo su cuerpo, una mano agarró su cremoso seno, amasando la suavidad, pellizcando el pezón; su otro pezón fue succionado en su boca, siendo enrollado por su lengua y pellizcado entre sus dientes. El tapón anal en su culo nunca dejó de moverse.

A pesar de la falta de contacto con su coño, Diane podía sentir que se acercaba a algún tipo de finalización, pero justo cuando llegó al borde del no retorno, Andy se levantó de sus senos y apagó el tapón anal.

"Ya he hecho que te corras una vez hoy", le dijo. “Si quieres volver a correrte, tendrás que hacerlo tú mismo”.

Ella se tensó y maldijo internamente cuando él usó un dedo para sacar el huevo de su coño. Todos los sentimientos de plenitud se desvanecieron y las lágrimas finalmente comenzaron a brotar de sus ojos por la frustración sexual. Andy desató las cuerdas alrededor de sus piernas y brazos y le entregó la pila de ropa, que ella agarró y luego salió corriendo por la puerta.

Demasiado cachonda para llegar al baño, se apoyó en la parte trasera de su puerta y comenzó a pellizcar sus senos y frotar su clítoris con furia, desesperadamente insertó dos dedos en su coño e incluso logró meter uno en su culo.

Ella vino. Retorciéndose contra su puerta, completamente desnuda en la oficina principal, los senos ablandados y el culo ardiendo, se corrió con fuerza. No fue hasta que finalmente salió de su pico alto y se quitó los dedos de la vagina y el culo que se dio cuenta de que todavía llevaba la mordaza de bola. La humillación se apoderó de ella cuando volvió a la tierra y recordó su ubicación, ni siquiera había tenido suficiente autocontrol para llegar al baño. Mientras se enderezaba y comenzaba a quitarse la mordaza, la puerta de su oficina se abrió detrás de ella y se dio la vuelta con aire de culpabilidad, repentinamente consciente de que estaba desnuda.

Esa sonrisa cegadora.

"Mañana por la noche, te irás a casa conmigo. Pasarás el fin de semana. Empaca tus artículos de tocador y un atuendo para ir a casa, no necesitarás nada más".

La puerta se cerró. Ella lo miró fijamente. Preguntándome y esperanzado otra vez.

Capítulo 3

El viernes pasó tan despacio que todos los pensamientos de Diane estaban puestos en el próximo fin de semana. Distraída y cachonda fue como pasó todo el día. Andy continuó con sus toques ocasionales, haciéndola estremecerse un par de veces porque sus pezones todavía estaban doloridos por los clips en ellos. También por la cantidad de atención que ahora les brindaba todas las noches cuando se masturbaba, pero a pesar de la leve incomodidad cuando él las tocaba, todo la ponía más húmeda y cachonda. Dos veces ese día fue al baño para quitarse un poco los nervios.

Esa tarde, mientras ella estaba de pie frente a la fotocopiadora, él se le acercó por detrás y le pasó las manos por la parte posterior de los muslos, haciendo que se arqueara por la sorpresa. El dobladillo de su falda fue levantado lentamente hasta su cintura, y luego pasó sus dedos alrededor de la parte superior de sus medias hasta su tanga, deslizando una mano en la parte delantera de sus bragas, usó la otra para amasar y trabajar su trasero. mejilla. Ella gimió cuando un dedo grande empujó su camino dentro de su coño, estirándolo. Los dientes se hundieron ligeramente en su cuello, haciéndola gemir de nuevo y mover las caderas contra sus manos. Cuando su dedo estuvo completamente cubierto con sus jugos, lo sacó y lo empujó dentro de su boca, amablemente ella lo chupó. Finalmente él se alejó y ella se quedó apoyada en la fotocopiadora, con la falda aún remangada dejando al descubierto el culo y la tanga.

Un pequeño movimiento en la puerta llamó su atención y, para su vergüenza y horror, Juan estaba de pie allí, observándola jadear. No sabía cuánto tiempo había estado parado allí... ¿los había visto a ella ya Andy? Tirando de la falda hacia abajo, agarró sus papeles y rápidamente pasó junto a él con la cabeza gacha, sin querer mirarlo. El resto del día de trabajo lo pasó en la contemplación de todo lo que tenía que hacer, cualquier cosa para evitar los ojos risueños de Juan.

Finalmente Juan se fue a las 4pm, y una hora más tarde Andy salió de su oficina, nerviosa se levantó y agarró su bolso. Él le sonrió, "Vamos. Tenemos mucho que hacer este fin de semana". Más risas. El camino hasta el garaje no fue tan malo, hablaron un poco de cosas en la oficina, un par de veces su mano acarició sus redondas nalgas. Cuando llegaron a su auto, puso su maletín y su bolso en el asiento trasero.

"Inclínate sobre el maletero del coche".

Ligera vacilación, pero ella sabía mejor que hacer una pausa. Ella no quería que él cambiara de opinión, después de todo. Con sus tacones, tenía la altura justa para inclinarse sobre el tronco en un ángulo de casi 90 grados. Nuevamente hubo toques alrededor de sus muslos, levantando su falda sobre sus caderas. Un momento después, él ya no la tocaba, pero ella pudo escucharlo sacar algo de su bolsillo, trató de girar la cabeza para mirar y fue recompensada con una fuerte bofetada admonitoria en la nalga izquierda. Dejó de intentar mirar. La tanga fue sacada de la grieta de su culo, y luego un empujón en su ano, presión mientras el pequeño tapón anal se presionaba lentamente en su culo. En lugar de moverlo hacia adentro y hacia afuera como antes, solo fue una presión larga y lenta presionándolo hacia adelante hasta que finalmente apareció todo en su trasero. Dolía más de esa manera y, sin embargo, también era más erótico al mismo tiempo. Cuando finalmente estuvo dentro del todo, dejó escapar un suspiro de alivio y gimió un poco mientras apretaba su trasero alrededor de él, disfrutando la sensación de tener algo dentro de ella.

Luego, la inquietud la llenó cuando él abrió la puerta del auto y se dio cuenta de que iba a tener que regresar a casa con él tapándose el trasero.

La primera parte del viaje no fue tan mala, aunque Andy deliberadamente pasó por encima de los dos topes de velocidad en el estacionamiento muy rápido, lo que provocó que el tapón anal se hundiera más profundamente en su trasero mientras rebotaba en el asiento. Ella se retorció y trató de mantener la incomodidad fuera de su voz cuando él le hizo preguntas sobre sí misma, preguntas que respondió lo mejor que pudo con la distracción rebotando en su trasero; después de un tiempo, ella comenzó a sentirse lo suficientemente cómoda como para hacerle sus propias preguntas. Sorprendentemente, nada de su mística se había ido a pesar de que respondió todas sus preguntas por completo.

Un viaje en auto de media hora y se detuvieron en una hermosa casa de piedra, escondida por un camino de entrada de una milla de largo en el bosque. No había casas cercanas. Los terrenos eran obviamente enormes y estaban bien cuidados. La casa era elegante, colonial y casi del tamaño de una mansión. Al entrar al vestíbulo se encontró con una hermosa escalera de mármol, el pasillo a la cocina frente a ella, un comedor a su izquierda y la sala de estar a su derecha. Todo era espacioso, con techos altos y paredes color crema; el mobiliario era modesto y de simple elegancia.

Andy preparó la cena, ella limpió los platos, bebieron un poco de vino. Todo parecía algo surrealista cuando el tapón anal presionó su trasero, recordándole por qué estaba allí. Luego, finalmente, la acompañó escaleras arriba e incluso le quitó el tapón anal para que pudiera ir al baño. Después de tanto tiempo con él en su trasero fue un alivio, pero también casi echaba de menos la sensación de plenitud que le había dado. Al salir del baño, se encontró mirando una habitación ligeramente cambiada, ahora había una pila de tres almohadas en el centro de su cama, con otra espaciada hacia la cabecera, trozos de cuerdas con puños suaves en el extremo de cada poste de la cama y la mesita de noche. estaba cubierta con varios objetos, algunos que reconoció y otros que no.

Inmediatamente ella fue envuelta en sus brazos, sus labios magullando los de ella con su fuerza; ella gimió contra su boca mientras sus manos lentamente comenzaban a desvestirla. Primero su chaqueta cayó al suelo, y los temblores la barrieron mientras el calor de su cuerpo parecía engullirla. Moviendo sus besos por su cuello, succionando, sus dedos le desabrocharon ágilmente la blusa, hasta que siguió su chaqueta. El aire frío combinado con su extrema excitación hizo que sus pezones saltaran bruscamente incluso a través de su sostén, lo suficiente de su cerebro permaneció trabajando para darse cuenta de que estaba jadeando con la cabeza echada hacia atrás mientras este hombre que controlaba todos sus movimientos estaba arrodillado frente a ella. Su falda cayó, y luego lentamente bajó cada una de sus medias, siguiendo cada centímetro de su carne expuesta con un beso. Para cuando él volvió a subir por su muslo derecho, ella jadeaba y se aferraba a sus hombros en busca de apoyo. Lamiendo su lengua alrededor de su estómago y ombligo, sus fuertes manos se abrieron paso hasta sus costados y desabrochó su sostén; sus manos permanecieron altas, pellizcando sus pezones, antes de un rápido deslizamiento hacia abajo exponiendo todo su cuerpo a él. Andy todavía estaba completamente vestido.

De pie, la levantó como si fuera la portada de una novela romántica y luego la colocó boca abajo sobre la cama, con la pila de almohadas en el medio justo debajo de sus caderas. Luego, cada brazo y pierna se unieron a un poste de la cama hasta que quedó abierta como un águila, con la cabeza apoyada en la última almohada. Le insertaron una pequeña mordaza de bola en la boca y luego comenzó a acariciar lentamente su cuerpo con los dedos, haciéndola temblar. Hubo una pausa en la que nada la tocaba, y por el rabillo del ojo vio que Andy tomaba un palo largo con algunas plumas al final. Los ligeros roces causaron que emergieran muchos maullidos de detrás de su mordaza; las plumas viajaron desde el tobillo izquierdo hasta su hombro izquierdo, y luego bajaron por su hombro derecho hasta su tobillo derecho. Dentro de la parte superior de sus muslos estaba lo peor, tentadora y suave, estaba ardiendo por un toque más firme.

Cuando el suave toque de luz se fue, Diane se encontró deseando no haber deseado que se fuera tan pronto.

¡APORREAR!

Trató de gritar detrás de la mordaza cuando Andy le dio una nalgada inesperadamente en el culo.

¡APORREAR! ¡GRACIAS! ¡GRACIAS! ¡GRACIAS!

Las lágrimas corrían por su rostro cuando él volvió su trasero rosado con su mano oscura. Retorciéndose y suplicando detrás de su mordaza, finalmente desaceleró los golpes y le pasó la mano suavemente por el trasero, ella podía sentir su peso en la cama mientras se inclinaba para susurrarle al oído.

"Eso fue por mostrarle el culo a Juan".

Otro pequeño golpe la hizo saltar.

"Este es mi trasero ahora".

Su toque se volvió más acariciador.

"Y sólo harás con él lo que yo quiero que hagas".

Una pequeña risa. Ella suspiró de felicidad cuando él deslizó su mano por su trasero y comenzó a jugar con su coño, deslizando sus dedos alrededor de los bordes exteriores e incluso sumergiéndolo en su agujero. El dolor de los azotes la había excitado , el calor se extendía por la parte inferior de su cuerpo y su coño goteaba.

Entonces Andy se apartó de su lado y ella pudo oír su ropa caer al suelo. Diane se esforzó por verlo. Cuando finalmente la desató y la dio vuelta, ella se regocijó al ver su cuerpo desnudo sobre ella, observando cada uno de sus movimientos mientras tiraba las almohadas al suelo y la acostaba boca arriba, sujetando sus brazos a los postes de la cama. Observó su increíble pecho y hombros mientras le ataba las piernas a los mismos postes a los que estaban atados sus brazos, abriendo sus piernas y dejando su coño completamente expuesto a él. El duro contraste de su gran cuerpo negro con su piel blanca era hermoso, pero la mayor parte de su atención se concentraba en su gran polla dura, la enorme herramienta negra que frotaba seductoramente a lo largo de su muslo, tan cerca de su muy abierto coño rosado.

Una vez que sus piernas estuvieron aseguradas, Andy se movió hacia abajo, ahuecando su trasero en sus manos, frotando su pene a lo largo de su coño, mientras sus labios viajaban desde su cuello hasta sus senos. Su boca mordió y mordió su pezón, una mano se movió desde su trasero hasta el otro seno, tirando y apretando. Moviendo su coño contra su pene, deseando que estuviera dentro de ella, gimió y trató de empujar sus pechos más adentro de su mano y boca; finalmente se echó hacia atrás y frotó la cabeza de su pene alrededor de la entrada de su coño. Suplicando alrededor de su mordaza, Diane deseó no estar inmovilizada de forma tan segura; dada la oportunidad, saltaría sobre su pene, sin importarle que fuera lo más grande que jamás hubiera tenido dentro de su coño, lo quería todo y lo quería ahora. Lo que la hizo sentirse desesperadamente abandonada cuando de repente la dejó con las piernas abiertas y se quedó contemplando la mesita de noche. Después de unos momentos, él estaba de vuelta entre sus piernas, pero su pene todavía no estaba en su coño, en su lugar, estaba lubricando un tapón anal que luego insertó en su culo, sonriendo ante sus expresiones faciales mientras se movía.

Aunque era solo un poco más grande que el que había ocupado previamente el área, se sentía mucho más grande. La pequeña diferencia de tamaño hizo una gran diferencia en la sensación, mientras intentaba deslizarse por la cama lejos de la intensa presión. Andy agarró uno de sus pezones y lo usó para empujarla hacia abajo más. Finalmente, con el fuego quemándole el culo y el pezón, el tapón anal se colocó por completo en su lugar. Andy colocó cada una de sus manos en un seno y comenzó a amasarlos y tirar de ellos, luego movió sus manos hacia sus caderas y probó su coño con la cabeza de su pene nuevamente.

"Puedes correrte tanto como quieras", le dijo. "Quiero sentirte ondeando a mi alrededor".

Diane se estremeció, empujando sus caderas hacia él tanto como pudo. Lo quería dentro de ella. Movió su pene alrededor de sus labios exteriores un poco más, provocando y frotando con la cabeza.

Cuando finalmente comenzó a empujar dentro de su coño, fue como si le estuvieran empujando un bate de béisbol. Las largas semanas sin sexo la hicieron sentir como si fuera virgen otra vez; ella era apretada, ajustada como un guante. La presión sobre la polla de Andy mientras exploraba lentamente su cuerpo era exquisita. Cada terminación nerviosa parecía arder cuando perforaron el coño de Diane, mirando hacia abajo, pudo ver su increíble polla negra moviéndose dentro de su cuerpo. A pesar de la cantidad de lubricación que le había proporcionado su coño, todavía avanzaba lentamente, solo por el tamaño de su miembro. Cuando él entró en partes de ella que nunca habían tenido nada en ellas, ella se sintió lista para correrse solo por tener finalmente su pene dentro de ella. Dolía un poco estar tan estirada, pero era un dolor maravilloso y placentero.

Mientras él comenzaba a moverse lentamente hacia adentro y hacia afuera, casi hasta la punta y luego hacia adentro, presionando su entrepierna contra ella, sintió como si cada parte de ella estuviera en llamas. Abierta y vulnerable, ella gimió contra la mordaza y él comenzó a moverse rápidamente contra sus piernas separadas, empujando más fuerte y más profundo, una de sus manos viajó detrás de su espalda y encendió un interruptor en el tapón anal, haciendo que cobrara vida en su trasero. . Ambos gimieron entonces, ante las agradables sensaciones que les provocaba. Diane nunca se había sentido tan llena en su vida, el tapón zumbaba alegremente en su culo, combinado con la polla más grande que jamás había tenido en su coño. Segundos después, ella se estaba corriendo, alcanzando niveles cada vez más altos de éxtasis mientras su polla continuaba entrando y saliendo de su coño; ola tras ola de orgasmo se estrelló sobre ella, el cumplimiento de los juegos previos de semanas anteriores.

Sin pausa, la enorme polla que se estrelló contra ella continuó bombeando, hasta que finalmente casi se volvió doloroso, una sobrecarga sensorial, y ella comenzó a luchar contra sus ataduras, y sus gemidos detrás de la mordaza de bola pasaron de ser orgásmicos a suplicantes. Una mano se deslizó desde detrás de su trasero hasta su clítoris, frotándolo con dureza y pellizcando y pellizcando; las lágrimas comenzaron a rodar por su rostro, a pesar del dolor que estaba causando, también la estaba conduciendo a otro orgasmo más duro. Esforzándose y retorciéndose, se preguntó cómo Andy podía seguir con tal ritmo, todo su cuerpo se sentía como si estuviera en llamas.

De repente, la mano que todavía había estado ocupando su clítoris se movió hacia atrás y empujó el tapón anal con firmeza mientras él se inclinaba hacia ella, su pene estaba lo más profundo que había en su coño y apoyaba sus labios en su oído.

"El próximo fin de semana voy a tomar tu trasero".

La combinación de sus palabras, la presión en su culo, su polla profundamente en su coño y el aplastamiento de su clítoris, Diane se corrió de nuevo. A través de la bruma del dolor y el éxtasis, podía sentir la polla de Andy hinchándose dentro de ella y liberando chorro tras chorro de semen. Todo su cuerpo estaba tenso contra el de ella, atrayéndola imprudentemente hacia él, empujando su polla implacablemente dentro de ella. Se sentía como si todo su coño se estuviera partiendo, podía sentir cada pulso de su polla en ella mientras su tembloroso coño lo ordeñaba hasta dejarlo seco.

Con un último suspiro, con todo el peso de su cuerpo centrado en su coño, Andy pasó un momento recostado entre los muslos abiertos de Diane antes de alcanzar y soltar sus piernas y brazos. Todavía con su polla ablandándose dentro de ella, levantó su cuerpo exhausto y la besó suavemente en los labios.

"Buena niña." Ella le sonrió, a través de las lágrimas, y luego se quedó sin aliento cuando él se levantó lentamente de ella, incluso la sensación de su pene saliendo de su cuerpo causó un impacto en su coño.

Satisfecha, ella estaba envuelta en sus brazos mientras se sentían dormidos, sintiéndose seguros, protegidos y completamente satisfechos.

El sábado por la mañana, cuando se despertó, Diane se dio cuenta de que se sentía lo mejor que había tenido en su vida. Aunque estaba adolorida por todas partes, tanto los músculos como las partes bajas, envuelta en los grandes brazos negros de Andy, su cuerpo presionado contra su espalda, se sentía maravillosa. Se sintió segura, finalmente realizada, y se preguntó si esto era realmente lo que había estado buscando toda su vida, este tipo de pérdida de control donde todo dependía de él. Tal vez este era el tipo de cosas contra las que se suponía que el movimiento feminista estaba, pero en realidad, ¿a quién le importa? En todo caso, se suponía que el movimiento feminista se trataba de mujeres que elegían por sí mismas lo que querían, y si lo que ella quería era un poco diferente de lo que la mayoría de esas mujeres probablemente habían pensado, bueno, ¿no era ella? Sonrientes, delgados dedos blancos acariciaron arriba y abajo los brazos fuertemente musculosos, nuevamente admiró el contraste de los colores de su piel, y también el poder que tenían los brazos que la sostenían.

Acariciando su cuerpo, se dio cuenta de que su pene estaba duro por la mañana e instintivamente trató de alejarse, segura de que estaba demasiado adolorida para volver a tomarlo esta mañana. En cambio, terminó gimiendo cuando esos brazos que acababa de admirar se apretaron a su alrededor, su amante silencioso comenzó a pasar sus manos suavemente de arriba abajo por su cuerpo. Aunque la hizo estremecerse un poco, el ligero toque también fue muy relajante. Manos fuertes recorrieron suavemente su cabello y amasaron sus senos, debido a su posición no podía realmente tocarlo, en lugar de eso, pasó una mano arriba y abajo por uno de sus muslos, tratando de alcanzar su pene con la mano, pero él fue empujado . demasiado de cerca en su culo. En lugar de continuar con el asunto, Diane levantó los brazos hacia atrás y los entrelazó detrás de su cabeza, dejando su cuerpo completamente abierto a su toque. Cuando comenzó a deslizar su polla arriba y abajo por la grieta de su culo, también deslizó una mano hacia sus muslos, tentando y provocando alrededor de su coño, a pesar de, o tal vez debido a, su dolor, ella podía sentir que se mojaba.

Muy suavemente pasó sus dedos alrededor de su coño, deslizando un dedo entre los labios de su coño, removiendo sus jugos. Ella comenzó a gemir y apretando sus dedos contra su cabeza, retorciéndose contra el cuerpo duro detrás de ella. Los labios acariciaron la parte posterior de su cuello mientras sus manos frotaban y enviaban agradables hormigueos arriba y abajo de su columna. Después de tanto tiempo de tener juegos bruscos con Andy, era nuevo y sexy que su toque fuera completamente suave con su cuerpo. Las suaves caricias de sus pechos y pezones comenzaban a calentarla, y el dedo que empujaba su coño estaba tan lubricado que apenas dolía a pesar del dolor. Solo el hecho de sostener voluntariamente sus manos en una posición que la dejaba abierta la excitaba, estaba más que complacida, era una participante activa en la lenta seducción de su cuerpo. Estirar sus músculos como un gato con sus manos avivando su calor se sentía maravilloso después de la falta de movimiento disponible para ella la noche anterior. Incluso el ligero dolor de su dolorido coño y senos realmente la excitó más, trajo pensamientos de la noche anterior corriendo por su cabeza, y estaba comenzando a sentir que el dolor era tan excitante como cualquier otra cosa.

Finalmente, cambió el peso de su cuerpo y su pene se deslizó fuera de la grieta de su culo y comenzó a frotar suavemente su coño, cubriendo la cabeza con sus jugos. Con cada embestida empujaba ligeramente hacia atrás, hasta que la cabeza finalmente se abrió paso en su agujero... ella hizo una mueca. Incluso con toda la cuidadosa preparación de Andy, dolía. Inmediatamente dejó de empujar su pene y comenzó a moverlo lentamente hacia adentro y hacia afuera en la cantidad que ya había ido, todavía acariciándolo suavemente con sus dedos y acariciando sus pezones. Luego se agachó y deslizó un brazo alrededor de su muslo, levantándolo hacia arriba y hacia atrás hasta que descansó sobre su propia pierna, abriendo su agujero. La apertura de sus piernas hizo que su interior fuera menos apretado y él comenzó a trabajar más y más con su polla dentro y fuera de su coño. Sus caricias lentas y constantes, combinadas con las tentadoras caricias de sus manos, hacían que ella se retorciera contra él, trató de alejar las manos de él, de agacharse y tocarse, y tal vez incluso sentir su pene moviéndose dentro y fuera de ella. coño. Sin perder un golpe, una gran mano se envolvió alrededor de sus muñecas y las sostuvo por encima de su cabeza, la otra mano seguía acariciando su cuerpo. Abrió más las piernas, la erótica sensación de ser sostenida indefensa por nada más que sus manos mientras la acariciaba estaba construyendo el orgasmo en su centro. Las embestidas comenzaron a ser más fuertes y más rápidas, sus dedos jugaban más rápido a través de su clítoris.

Su pene estaba empujando más y más duro dentro de su coño, dejándola sin aliento con el dolor y el placer. Cuando él se estrelló contra ella, alcanzando su propio clímax, sus grandes dedos pellizcaron su clítoris y ella se corrió, por primera vez capaz de gritar su placer y su nombre sin que la mordaza de bola inhibiera sus gemidos. Su mano sostuvo la parte inferior de su cuerpo de forma segura contra la suya mientras bombeaba semen dentro de ella, haciendo ligeros movimientos con las caderas y la polla que la hicieron temblar y temblar. Ella se estremeció a su alrededor, su suave culo empujando su duro cuerpo mientras él la llenaba de semen por segunda vez en 12 horas.

"Oh, Andy", gimió ella, su cuerpo temblando cuando él se ablandó dentro de ella.

"Buenos días, niña", respondió, sus labios besando su hombro.

La mañana significó una ducha, donde se turnaron para lavarse suavemente, y luego el desayuno. A lo largo del cual, Diane se relajó con una de las batas de toalla muy cómodas y muy grandes de Andy, al igual que él. Todo en la mañana fue relajante, vieron las noticias de la mañana, hablaron y luego él la llevó de regreso a la habitación antes del almuerzo, donde la mimó con un masaje por todo el cuerpo. Obviamente, él era consciente del estrés por el que había hecho pasar su cuerpo, y que sus músculos estaban muy adoloridos. Tenerlo trabajando sobre su cuerpo con aceites de una manera no sexual fue en sí mismo un poco excitante... sin embargo, ella ciertamente no estaba dispuesta a iniciar el sexo. Sin saber cuándo volvería a estar de humor, quería descansar lo máximo posible de antemano, dejando que su cuerpo se recuperara. Si ella comenzó algo, quién sabe cuándo sus pobres y doloridas partes del cuerpo podrían tener un descanso. Y el masaje fue maravilloso en sí mismo.

Esa tarde presentó un almuerzo simple en su porche trasero, y luego pasó un tiempo en su jacuzzi, desnudo, por supuesto. Todavía no había sexo todavía, pero él estaba constantemente jugando con su cuerpo, tocándolo, masajeándolo y provocándolo... y ella finalmente estaba explorando el suyo. En el jacuzzi, dejó que ella tomara el control por un momento, y ella pudo besar, acariciar y sentir todo, y finalmente pudo sostener su polla muy dura en sus manos, frotando su longitud hacia arriba y hacia abajo mientras él gemía. Sin embargo, antes de que pudiera correrse, la sacó del jacuzzi y vieron una película porno en su estudio. Por primera vez pudo usar sus manos para tocar sus bolas y su polla mientras le hacía una mamada. Era un placer poder tocarlo con las manos, poder alejarse de su polla y chupar sus pezones en su boca... un truco que revelaba que allí estaba muy sensible. Él simplemente se recostó y se relajó, jugando ociosamente con sus pechos mientras ella gateaba sobre él explorando.

Eventualmente ella volvió a tomar su polla en su boca, complacida de que él la hubiera dejado tener un reinado tan libre con su propio cuerpo, sin embargo, sin dejarla olvidar quién tenía el control. En cualquier momento podría agarrarla y todo volvería a estar en su tablero de juego. La ilusión de que ella tenía el control por un tiempo era muy sexy, especialmente sabiendo que era una ilusión.

Ella tomó sus bolas en sus manos mientras deslizaba su boca arriba y abajo de su eje, usando sus dedos para hacerle cosquillas suavemente en ese punto entre su culo y sus bolas; ella disfrutó de los gemidos que emitía, y la sensación de sus manos pasando por su cabello, jugando con él. Empujando su boca más y más abajo de su eje, casi logró meterlo todo, más allá de su reflejo nauseoso y por su garganta, solo faltaban dos pulgadas y tendría toda su polla en la garganta, y lo habría hecho. todo por su cuenta. Sin embargo, a pesar de todos sus valientes esfuerzos, no pudo obtener más de esas 8 pulgadas por sí misma, a medida que Andy se acercaba al clímax, las manos en su cabello se volvieron un poco más ásperas, moviendo su cabeza hacia adelante y hacia atrás más rápido de lo que lo hubiera hecho. propio. Por unos momentos trató de reducir un poco el ritmo, queriendo burlarse de él, pero pronto abandonó el esfuerzo; ella no era rival para las poderosas manos entretejidas a lo largo de su cabello.

Muy rápidamente su boca estaba engullendo toda su polla, con la ayuda de sus embestidas, sus manos estaban sobre sus muslos, preparándose. El ritmo se aceleró más y más hasta que sus manos empujaron su cabeza firmemente contra su entrepierna, sus labios alrededor de la base misma de su pene mientras el eje comenzaba a latir en su garganta. Sus manos se apretaron alrededor de su cabello cuando se corrió en su garganta, el semen se deslizó hacia su vientre, sus pequeñas manos estaban masajeando sus bolas mientras él se corría, aumentando la intensidad de la sensación. Justo antes de que pudiera comenzar a entrar en pánico por la falta de aire, él soltó su cabello y ella pudo echarse hacia atrás y respirar, mientras mantenía su polla en su boca y succionaba mientras se ablandaba. Observándolo mientras ella se ocupaba del asunto en cuestión, sintió que el placer la invadía cuando él miró hacia abajo y le sonrió, acariciando suavemente su cabello para volver a colocarlo en su lugar.

Esa noche cenaron comida china y luego él le dijo que tenía algo que quería que ella viera. Cuando encendió la televisión ella se sonrojó de humillación. Era ella misma, en el baño del trabajo, masturbándose. Él se rió de su expresión cuando se dio cuenta de lo que estaba viendo, luego la tomó sobre su regazo y comenzó a azotarla, no demasiado fuerte, mientras usaba una mano para sostener su cabeza para que tuviera que mirarse a sí misma en la televisión. Día tras día jugado, cualquier punto en el que ella no había estado jugando consigo misma había sido cortado, pero definitivamente dejó un montón de películas para ver... todo el tiempo que él le estaba azotando constantemente el trasero. Al principio no le había dolido tanto, pero a pesar de que nunca aumentó la intensidad de los golpes, la continuidad comenzó a hacer que su trasero se sonrojara y ella comenzó a moverse en su regazo, tratando de alejarse de la mano que la amonestaba.

Bofetada... Bofetada... Bofetada...

Después de lo que parecieron horas, la cinta finalmente llegó a su final, el video de ella masturbándose frente a la puerta de su oficina... cuando la cinta finalmente zumbó , ambas mejillas de Diane estaban rosadas.

Andy tiró de ella para que quedara sentada en su regazo.

"¿Creo que no volveremos a hacer eso?" preguntó. Ella negó con la cabeza enfáticamente, desconfiando de su voz. Una mano bajó entre sus piernas y deslizó los dedos alrededor de la humedad que había goteado durante los azotes.

"Esto es mío ahora". Dos dedos se deslizaron bruscamente en su coño.

"Y esto es mío". Otro dedo se deslizó en su trasero, haciéndola arquearse y estremecerse. "Y no los tocarás más a menos que yo te lo diga".

"Sí, señor", asintió Diane y movió las caderas, tratando de obtener más de los dedos que la estaban provocando. Él sonrió mientras observaba su cuerpo sensible y corcoveado, empalado en sus dedos.

"Es hora de subir".

Andy se puso de pie y la volteó sobre su hombro, haciéndola chillar. Cuando comenzó a subir las escaleras, le dio una rápida palmada en el trasero cada dos pasos.

Al llegar a la habitación, Andy la arrojó sobre la cama, lo que provocó que su trasero rosado rebotara dolorosamente y ella gritara. Él sonrió y se tumbó en la cama junto a ella.

"Toma", con una sonrisa, "me gustaría verte hacer algo del trabajo".

Una mirada vacilante, incertidumbre, y luego saltó hacia adelante, ansiosa por continuar sus exploraciones en el dormitorio. Con la boca y los dedos, recorrió su cuerpo, encontrando las partes que lo hacían gemir. Recostando su cuerpo completamente sobre el de él, y extendiendo sus brazos y piernas, se divirtió al ver la diferencia de tamaño entre ellos.

Era embriagador ver sus pequeñas manos ligeras acariciando los músculos de su cuerpo oscuro, deleitándose con el vello rizado que encontró en su pecho, piernas y cabeza. Inclinándose para besarla, sus brazos finalmente comenzaron a envolverla, acercando su cuerpo al de él, sus senos se aplanaron sobre su musculoso pecho y sus piernas se abrieron sobre sus caderas. Tirando hacia atrás y colocando su cuerpo sobre su pene, comenzó el descenso muy lento. Fue mucho más difícil trabajar su polla por sí misma, tratando de forzarse a sí misma a pesar del dolor que todavía sentía. Mientras ella metía la cabeza en su dolorido coño, las manos en su pecho para mantener el equilibrio, las manos de él estaban detrás de su cabeza, observándola con una expresión divertida en su rostro. Tenía la clara sensación de que se estaba divirtiendo mucho con sus muecas y sus continuos esfuerzos.

Después de trabajar los primeros centímetros, no fue tan difícil, y comenzó a deslizar lentamente su cuerpo arriba y abajo de su pene, provocándose con el eje duro. Los ojos llenos de placer parpadearon ante el hombre que la observaba montar en su barra, la expresión de su rostro casi hizo posible creer que él era un observador externo, solo observando su placer en lugar de participar en el acto. Y en cierto modo, él no estaba participando, era casi como si ella se estuviera masturbando, era solo que la polla en ella estaba unida a un hombre. El pensamiento la hizo aún más húmeda, y comenzó a deslizarse más rápidamente, gimiendo mientras amasaba los músculos de su pecho con las manos, más y más rápido se deslizaba, y comenzó a agregar un pequeño movimiento de frotamiento cada vez que tocaba fondo, frotando su clítoris contra él. su ingle

Subiendo y bajando, empujó la gran herramienta dentro y fuera de ella, olvidándose de sí misma, comenzó a frotar y acariciar sus propios senos, pellizcando sus pezones. Con la cabeza echada hacia atrás, los pechos sobresaliendo y pellizcando, y el tentador balanceo de sus caderas mientras lo cabalgaba, fue una exhibición erótica que Andy disfrutó inmensamente. Cabalgando hacia el orgasmo, Diane comenzó a gritar su nombre.

Cuando su orgasmo hizo que su coño se flexionara y latiera alrededor de su pene, Andy la agarró por las caderas y rápidamente la giró sobre su espalda, sin dejar su coño con espasmos. Cuando ella estaba de espaldas, todavía llorando y gimiendo por su finalización, él comenzó a bombear sus caderas, atravesándola una y otra vez con su polla, ella gritó de placer cuando el movimiento renovado la envió a una ola más alta de orgasmo. Él susurró su nombre en su cabello mientras conducía a casa para su propio final, su polla contrayendo espasmos dentro de ella una vez más, su coño masajeándolo y ordeñándolo, casi sacando los chorros de semen de su cuerpo.

Cuando salió de ella, recogió sus jugos combinados de su coño con el dedo y se los llevó a los labios. Obedientemente, Diane abrió la boca y tomó la ofrenda, recordando la promesa de sus palabras a principios de esa semana. El sabor de ellos era sexy en su boca.

En algún momento de esa noche, Andy se alejó rodando y Diane se despertó con su movimiento; ella rodó sobre sí misma, poniendo su brazo alrededor de su cintura y acurrucándose cerca. Era tan íntimo como la noche anterior cuando habían dormido exactamente en la posición opuesta.

Por la mañana, Andy parecía saber que ella estaba demasiado adolorida para continuar con cualquier actividad que implicara la inserción. En cambio, después del desayuno, la acostó suavemente sobre la mesa de la cocina y comenzó a lamerla y acariciarla, y finalmente comenzó a comérsela. No fue una sorpresa para ella, de todos modos, que él fuera el hombre más hábil que jamás había puesto su cabeza entre sus piernas. Andy disfrutó complaciéndola con su lengua, observándola arquearse y temblar ante el toque de su lengua. Su suave lengua pareció calmar todo el dolor acumulado y soportado durante el fin de semana. Cuando finalmente se corrió, fue suave y maravilloso por todo eso.

Luego, la envió a casa, recordándole que no debía tocarse a menos que él lo indicara, así que... no importaba. Mientras se sumergía en la bañera esa noche, reconoció que estaba demasiado adolorida como para pensar en hacerse eso a sí misma. Incluso si la idea de que él se lo hiciera la hizo mojarse un poco.

Esa noche se fue a la cama contenta a pesar de que estaba sola, y se preguntó qué traería la próxima semana.

Capítulo 4

El lunes por la mañana, el saludo de Andy incluyó una caricia en el pecho muy dolorido de Diane, le sonrió cuando ella hizo una mueca pero no expresó ninguna queja.

"Ven a verme a mi oficina en unos minutos". Ella asintió, terminó lo que estaba haciendo y entró.

Más sonriendo ante su evidente temor, "No te preocupes niña, sabía que no estarías haciendo nada demasiado fuerte hoy, solo quiero comenzar a preparar algo para este fin de semana". Su sonrisa se convirtió en una mueca. "Ven e inclínate sobre el escritorio".

Aparentemente, el escritorio vacío al que había estado atada la semana pasada iba a ser un accesorio permanente en su oficina, Diane se inclinó con cuidado, dejando su trasero posicionado en el aire.

Hábilmente, manos experimentadas levantaron su falda, un tapón anal lubricado fue empujado lentamente en su lugar. Dolía, pero debido a que su trasero no estaba tan dolorido como el resto de ella, las cosas definitivamente no estaban tan mal como podrían haber estado... y después de reflexionar sobre las cosas por un momento, decidió que la preparación antes de este fin de semana no sería suficiente. No ser malo en absoluto. Meter su polla en su coño había sido bastante difícil en sí mismo, tratar de meterlo en su agujero mucho más pequeño sin nada que lo condujera no era un pensamiento atractivo. Una vez que el tapón anal estuvo bien colocado, la despidieron de su oficina para volver al trabajo.

Sin embargo, el trabajo no fue precisamente fácil hoy. Todo la distraía, el dolor en sus músculos, la plenitud (y la incomodidad de sentarse en el tapón anal) en su trasero, las constantes miradas de complicidad que recibía de Juan, o las incursiones ocasionales de Andy dentro y fuera de su oficina. El martes pasó más o menos de la misma manera, ambos días hizo mucho menos trabajo del que normalmente hacía. Al final del día, el martes, Andy le advirtió que necesitaba recuperar su desempeño y la tomó sobre su rodilla para darle 10 azotes de advertencia y le dijo que la próxima vez serían 20.

El miércoles por la mañana llegó decidida a hacerlo mejor... sin embargo, junto con el tapón anal, Andy también deslizó un consolador en su coño durante lo que se había convertido casi en un ritual matutino. Aparentemente, él no iba a facilitarle la recuperación de su desempeño... después de varios días de casi ninguna actividad sexual, se sentía muy cachonda y no adolorida en lo más mínimo. Aun así, estaba decidida a no darle una excusa para azotarla al final del día. A pesar de las distracciones, trabajó mucho mejor toda la mañana. Después de la hora del almuerzo, Diane confiaba en sus habilidades para compensar el trabajo que no había hecho los dos días anteriores. Desafortunadamente, ella no sabía que Andy estaba planeando un fin de semana más duro para ella. El trabajo que le había dado para la semana no era realmente tan importante (no es que ella lo supiera) porque él quería que se atrasara. El fin de semana pasado había sido una introducción al placer, este fin de semana sería una introducción más a los castigos que podía esperar cada vez que no podía cumplir con los estándares. Se había encariñado mucho con ella, pero si ella realmente iba a tener una relación con él, ambos necesitaban saber hasta dónde podían llegar juntos.

Aproximadamente 15 minutos después del almuerzo, Diane estaba trabajando más duro de lo habitual, decidida a ponerse al día, cuando el consolador en su coño cobró vida. Saltó ante las vibraciones inesperadas y luego se mordió el labio de placer. Unos cinco minutos después, el consolador se detuvo abruptamente y se dio cuenta de que había estado sentada allí, sin hacer nada mientras zumbaba. Se le ocurrió que se trataba de una estratagema de Andy para ver que no había terminado todo su trabajo al final del día. Furiosa, comenzó a trabajar de nuevo, y cuando el tapón en su trasero comenzó a zumbar 10 minutos después, trató de superarlo. Cuando volvió a sonar, tuvo que volver a hacer mucho del trabajo que acababa de intentar hacer. Apretando los dientes, trabajó toda la tarde y entre el zumbido.

Solo una vez más se distrajo... aproximadamente una hora antes del final del día, Juan entró en la sala principal y comenzó a trabajar en algo en su escritorio. No era tan inusual, aunque solo estaba allí una vez cada dos semanas. Un par de minutos después de que él se sentó a trabajar, tanto su culo como su coño comenzaron a zumbar, pero estaba en una vibración mucho más baja de lo que había estado todo el día. No habría sido tan molesto excepto que ahora estaba preocupada de que Juan se diera cuenta de que algo estaba pasando. Cada par de minutos las vibraciones subían a un nivel más alto, haciéndola moverse en su asiento. Juan la miraba de reojo, ella se mordió el labio y dejó de moverse. Unos minutos más tarde, fue un breve gemido lo que hizo que él la mirara, cuando las vibraciones finalmente alcanzaron su nivel más alto, ella dejó de darse cuenta de que él estaba mirando, se aferró a su asiento y apretó los dientes para mantener el nivel de ruido bajo. mientras ella venía.

Jadeó cuando volvió a bajar a la tierra y volvió a gemir cuando se dio cuenta de que solo le quedaban 15 minutos para terminar su trabajo. Afortunadamente, no hubo más interrupciones. La cantidad de trabajo realizado fue más de lo que había sido en los días anteriores, pero aún no tan bueno como debería haber sido. Suspirando con resignación, entró en la oficina de Andy. A pesar de que él había ideado la razón por la que ella no había terminado todo su trabajo, estaba segura de que a él no le importaría escuchar eso como una excusa. Veinte azotes ese día, con la advertencia de que si no mejoraba, no solo recibiría treinta mañana, sino que tendría que terminar todo el trabajo el viernes o de lo contrario, este fin de semana sería un ejemplo para ella de por qué. necesitaba hacer su trabajo con prontitud.

Al salir por la puerta también le recordó que no debía jugar consigo misma. Esa noche fue pura tortura. Finalmente totalmente recuperada del último fin de semana, se moría por tocarse. En cambio, se dio una ducha fría y miró la Lista de Schindler. Definitivamente mató su deseo sexual por la noche.

El jueves fue más tortura. Estaban solos ella y Andy en la oficina, lo que significaba mucha menos vergüenza de ser observada por Juan, pero también significaba que anhelaba aún más la atención de Andy. Especialmente porque Andy había agregado algo nuevo hoy, en lugar de simplemente ponerle el tapón anal y el consolador, la desvistió por completo y ató una cuerda de seda suave alrededor de ella, con nudos que bajaban por su espalda y frente y varios rodeando su cuerpo. . Uno suelto alrededor de su cuello, uno por encima y por debajo de sus senos, y uno a través de sus caderas. El extremo de la cuerda atravesó los labios de su coño y las nalgas, se anudó sobre su clítoris y lo presionó con fuerza. Su ropa estaba puesta por encima de todo, pero era muy consciente de lo que se escondía debajo. Todo el día, cada vez que se sentaba o se movía, había una fuerte presión en su clítoris por el nudo, la frotaba... apenas importaba si uno de los vibradores sonaba, ya estaba distraída.

Tres orgasmos ese día. Tres orgasmos, treinta azotes y el anuncio de que el viernes por la noche sería castigada por su mal desempeño... por supuesto que todavía tenía la oportunidad de mantener el sábado placentero si terminaba su trabajo mañana. Cierto, apretó los dientes, la gran oportunidad. Juan no solo estaría trabajando mañana, sino que estaba segura de que Andy encontraría alguna razón para que Juan se quedara en la oficina. Y aunque ciertamente no podía pensar en nada más que Andy pudiera poner en su cuerpo para distraerla, esa no era razón para sentirse segura de que él no sería capaz de pensar en nada que hacerle.

Esa noche consideró jugar consigo misma, pero no estaba totalmente segura de que \Andy no fuera capaz de saberlo de alguna manera. Recordarse constantemente a sí misma que los orgasmos que había tenido mientras jugaba consigo misma solo habían empeorado las cosas la ayudó un poco. Preguntándose qué tipo de castigo tenía en mente para este fin de semana no lo hizo. Para distraerse, comenzó a tocarse el culo con sus propios dedos, preguntándose cómo iba a meter algo tan grande como su pene en ese pequeño agujero, aunque ella se había acostumbrado a los tapones anales, él había mantenido todo. de ellos más delgados en la base que su pene, y no eran tan largos. Sin embargo, tres de sus dedos encajaban fácilmente, lo cual era alentador. Tal vez no dolería tanto...

Terminó despierta la mitad de la noche examinando sitios pornográficos en línea. Mirar a las chicas empujando consoladores de tamaños imposibles y "pollas monstruosas" en sus culos significaba que probablemente debería poder meter la polla de Andy en la suya. Después de todo, él era grande, pero no era tan grande en comparación con lo que ella estaba viendo en este momento, podría doler, pero al menos sabía que él no estaba intentando algo imposible. Luego vinieron los sitios de bondage y BDSM. Definitivamente había cosas que nunca había considerado, aunque sí vio algunas fotos del tipo de atadura con cuerdas que Andy le había puesto. Aparentemente venía de Japón. Las filas y filas de juguetes que encontró a la venta la pusieron un poco nerviosa, tanto por el viernes como por el próximo fin de semana. Quién sabía qué tipo de stock tenía Andy, solo los juguetes con los que ya se había familiarizado avergonzaban su colección: todo lo que tenía era un consolador, un vibrador y algunos aceites de masaje.

A las 2 am se dio cuenta de que necesitaba dormir, especialmente si iba a recuperar el trabajo perdido. Sin embargo, estar en la cama no necesariamente ayudó, dio vueltas y vueltas durante al menos una hora. La imaginación podría ser algo tan peligroso.

El viernes fue una tortura. Juan estaba en la oficina y aprovechó muchas oportunidades para mirarla y sonreír. Andy le había quitado la chaqueta en la mañana, y todo lo que tenía era su blusa muy transparente (y desafortunadamente una de sus más ajustadas), debajo de la cual estaba la cuerda, atada de la misma manera. La cuerda al menos no era claramente visible, pero Andy también se había quitado el sostén y colocado dos abrazaderas en los pezones, lo que significaba que sus pezones sobresalían. Él le dijo que tenía que alternar entre ponérselos o quitárselos cada 20 minutos para no lastimarse, pero que no podía ir al baño para hacerlo. En cambio, cada veinte minutos, Juan tenía una vista libre de ella metiéndose la mano en la blusa para cortarse o quitarse los pezones. Las pinzas no estaban apretadas en absoluto, en realidad solo una presión constante, pero por la tarde también significaba que se frotaba los senos cada vez que se los quitaba, porque incluso con la ligera presión sus pezones estaban adoloridos. Apretando los dientes, esperaba que Juan disfrutara del espectáculo.

Sorprendentemente, Andy no había encendido los vibradores con demasiada frecuencia. Tal vez solo estaba ocupado. O tal vez él sabía que en realidad no necesitaba hacerlo, ella estaba perdiendo el tiempo moviendo las pinzas, además del hecho de que sus pezones se volvían más y más molestos cada minuto. Por la tarde, eso cambió un poco. Los vibradores se encendieron durante un par de períodos de tiempo muy largos, pero en configuraciones muy bajas. Siempre lo suficiente como para que al menos pudiera ocultar su excitación a Juan, incluso si la distraía mentalmente.

A las cuatro en punto la situación era desesperada. Solo quedaba una hora y no había forma de que terminara a tiempo. Los vibradores habían estado encendidos durante 45 minutos y estaba empezando a sudar con su necesidad de liberación.

Andy entró en la habitación, rodeó su escritorio y comenzó a revisar el trabajo que se había hecho y el trabajo que aún quedaba por hacer. Sonrisa lenta en su rostro suplicante.

"No puedes terminar esto a tiempo", afirmó. Ella sacudió su cabeza. "Entonces, este fin de semana, vas a tener que ser castigado". Miró a Andy sobresaltado, sorprendido de que hablara tan libremente frente a Juan… quien aparentemente no vio nada fuera de lo común. Los observaba con un rostro casi inexpresivo. Diane volvió a mirar a Andy , inquieta. Andy la miró con severidad.

"Arrodíllate. Obviamente estás avergonzado de que Juan esté aquí, así que tu castigo puede comenzar ahora".

Lentamente, humillada por la humillación, se arrodilló. Él ató sus muñecas juntas alrededor de su espalda, desabotonando su camisa y empujándola fuera de sus hombros para que ella estuviera en topless, sus pezones duros y rosados por tener las pinzas sobre ellos todo el día. Diane cerró los ojos ante la mirada ardiente de Juan.

"Abre tus ojos." La súplica los llenó mientras miraba a Andy. Se había desabrochado los pantalones y su polla semidura estaba frente a ella. Resignación... y sumisión. Diane abrió la boca y engulló su polla, chupando lentamente, jugando con su lengua a medida que crecía. Sentir los ojos de Juan observando cada uno de sus movimientos. Se le ocurrió que no tenía que hacer lo que Andy le decía... pero quería hacerlo. Seguir sus órdenes, incluso cuando empujaba sus límites, la excitaba. Los ojos de Juan sobre ellos comenzaron a sentirse un poco sexys, esperaba que estuviera disfrutando el espectáculo. Cuando la polla de Andy llenó su boca, comenzó a moverse de un lado a otro, las manos soltando hábilmente su cabello para que sus dedos pudieran enredarse en sus rizos. Todo se estaba moviendo mucho más rápido de lo que estaba acostumbrada, él ya estaba comenzando a bombear dentro y fuera de su garganta.

"Comenzaré nuestro fin de semana ahora". Bombeo. "Verás, solía tener chicas entrando y saliendo de la oficina todo el tiempo. Esposas o novias de amigos y sus conocidos que necesitaban un poco de disciplina. Te fijaste en las mujeres que solían entrar aquí... ya que has demostrado que Si estás tan dispuesto a reemplazarlos por mí, no los he recibido. Has sido una chica muy buena, excepto por esta semana, pero eso es de esperar. Solo tengo algunas preguntas que debes responder".

Grandes ojos lo miraron, llenos de sus propias preguntas, su lengua azotando su polla.

"¿Quieres continuar reemplazándolos? ¿Continuar como comenzamos?" Asintiendo frenéticamente, aunque hubiera gritado que sí si no hubiera tenido la boca llena. No había nada que ella quisiera más. Todo lo que había pasado con él había sido más maravilloso de lo que nunca hubiera pensado, y llenó algo en ella que siempre había estado vacío. Una parte de sus deseos que él había tocado y llenado. De alguna manera, lo necesitaba, todo lo que él pudiera darle.

Él le sonrió, su voz casi un ronroneo. "Estoy tan feliz de escuchar a esa niña".

La última zambullida en su garganta, sujetando su cabeza con fuerza contra su entrepierna mientras él derramaba su carga. Tragando saliva con avidez, nuevamente se dio cuenta de la intensa mirada de Juan. La hizo sentir incómoda, pero después de todo, acababa de aceptar hacer lo que Andy quisiera, y aparentemente él quería que Juan pudiera mirar. El control sobre su cabeza disminuyó y suavemente lamió la polla que se ablandaba en su boca.

Juan asintió a Andy y salió de la habitación, probablemente para irse a masturbar. Diane se sintió increíblemente avergonzada y, sin embargo, tan excitada como antes. Pero Andy parecía excesivamente complacido con ella y eso la hizo sentir mucho mejor.

Sin embargo, eso no disminuyó su castigo. Bajaron hasta su coche, ella tal como estaba: el pelo suelto, la blusa alrededor de la cintura y las muñecas, los pechos colgando libres a ambos lados de la cuerda de atadura y las muñecas atadas a la espalda.
De camino a casa, pasaron junto a un camión de 18 ruedas y Andy redujo la velocidad para que el camionero pudiera ver bien su estado expuesto. Ella se sonrojó y mantuvo la cabeza gacha, hasta que Andy encendió sus dos vibradores a

todo trapo, lo que la hizo llegar al orgasmo después de un día de burlas. El camionero tuvo un gran espectáculo de sus espasmos y jadeos en el asiento hasta que su orgasmo se calmó. Mientras se alejaban, tiró de la bocina apreciativamente.

Capítulo 5

Diane estaba atada a un caballo en el sótano de Andy, sudando. Completamente desnudo, el caballo era lo suficientemente ancho como para soportar todo su peso y lo suficientemente largo como para que ella pudiera apoyar la cabeza en él; justo a la altura de la cadera de Andy, su ingle estaba al borde del final. Ambas piernas y manos estaban atadas a él y sus pechos se sentían aplastados, pero al menos él se había quitado la cuerda de atadura. Andy la había dejado hace un tiempo, pero había mucho para que ella mirara. Antes de dejarla ahí abajo le había dicho que mirara bien alrededor mientras pudiera, ya que más tarde probablemente tendría su atención en otras cosas. En las paredes había látigos y remos, fustas, cosquillas y trozos de cuerda. Había estantes con varios consoladores, sondas, tapones anales y otros artículos que ella podía ver que estaban allí pero no podía distinguir qué eran. Además del caballo al que estaba atada, también había un gran marco de madera, un gancho en el techo del que colgaba una cadena, una especie de arnés o columpio y otra estructura. Tenía aproximadamente la misma altura y longitud que el caballo en el que estaba, pero era mucho más delgado, y la parte superior era como un triángulo, pero suave y redondeado en lugar de puntiagudo. No tenía idea de para qué era y se preguntó si tal vez no tenía nada que ver con ella. Aunque, eso parecía poco probable con casi todo lo demás en la habitación obviamente siendo para ella.

Se retorció incómoda, preguntándose cuánto tiempo pasaría antes de que Andy regresara. Al menos la había dejado ir al baño antes de atarlo, pero cuanto más tiempo la dejaba para pensar, más imaginaba lo que podría hacerle. Y cuanto más cachonda se puso. Aunque también se puso más nerviosa y ansiosa. Él había sacado los consoladores, pero en realidad eso solo la hizo sentir vacía, y en cierto modo más incómoda porque se había acostumbrado tanto a la sensación de estar llena. Sin embargo, su boca estaba llena. Le habían colocado un nuevo tipo de mordaza en la boca, tenía la forma de un pene pequeño y medía alrededor de 3 pulgadas de largo, cubría su lengua pero no llegaba a la parte posterior de su garganta.

Los pensamientos dieron vueltas en su cabeza. Cuando llegaron a casa por primera vez, Andy le pidió que llenara una hoja que tenía que enumeraba las actividades eróticas y le pidió que indicara lo que le interesaba, lo que nunca había hecho y lo que no estaba dispuesta a hacer en absoluto. Afortunadamente, descubrió que él tampoco tenía gusto por ciertos actos desviados, y que algunas cosas se usarían solo como castigo (no muy consolador cuando sabía que este fin de semana se dedicaría principalmente a pagar por sus transgresiones durante la semana). .). Aun así, la lista le había reservado algunas sorpresas y tenía curiosidad por ver cómo se implementaría todo. Tampoco estaba segura de su valentía al decir que sí a cosas como ser azotada y cortada, ahora que tenía tiempo para contemplar los instrumentos reales. Pero no quería que él se sintiera decepcionado con ella, así que dijo que sí a todo lo que pensaba que al menos podía manejar, aunque no necesariamente lo disfrutara.

Finalmente (en realidad fueron solo unos 20 minutos, pero a Diane le pareció como una hora) Andy regresó vestido con nada más que una bata de seda negra que le llegaba hasta las rodillas y ondeaba a su alrededor mientras caminaba. Diane tarareó su placer al verlo, pero rápidamente perdió su sentimiento de felicidad cuando él la miró y luego se estiró para tomar un remo de la pared.

"Hoy, no te pusiste al día con tu trabajo. Toda la semana has trabajado a un ritmo mucho más bajo de lo que necesitabas. Como te prometí, te voy a castigar por eso. Si eres una buena chica y aceptas tu castigo entonces seras recompensado." Diane se prometió a sí misma que sería buena... lo que sea que eso implicara. No solo por el regalo prometido, sino también porque no quería que él decidiera que tal vez no valía la pena tenerla cerca. Decepcionarlo sería terrible.

¡GOLPEAR!

La paleta golpeó su trasero. ¡GOLPEAR! ¡GOLPEAR! ¡GOLPEAR! Ella se sacudió cuando cubrió toda el área de sus nalgas. Dolía más de lo que había pensado, pero sentía que lo estaba soportando con valentía. Tener una nalgada al final de cada día en el trabajo probablemente había ayudado. Después de 35 golpes con la paleta, ella había comenzado a gritar detrás de su mordaza, a pesar de que la paliza se extendía por todo su trasero, cada golpe realmente comenzaba a doler. Cuando llegó al final, 50, se sentía como si su trasero estuviera en llamas, y había lágrimas corriendo por su rostro. Una mano suave acarició su culo ardiente.

"Eso estuvo muy bien, niña", canturreó mientras le acariciaba el trasero con una mano suave. "Deberías ver el color de tu trasero, un bonito rojo cereza". Un dedo se deslizó hacia abajo para remover los jugos de su coño y se dio cuenta de que los duros azotes la habían mojado mucho.

Mientras sus dedos comenzaban a violar su coño, su otra mano comenzó a acariciar y tocar alternativamente su trasero enrojecido, la combinación de dolor y placer haciéndola jadear, contraerse y gemir. Luego se puso rígida cuando los dedos en su coño comenzaron a transferir algunos de los jugos de su coño a su culo, cubriéndolo con humedad. Más risas ante su incomodidad.

"Si yo fuera tú, trataría de relajarme un poco. Te dije lo que haremos este fin de semana y eso no ha cambiado solo porque estás siendo castigado". Su cuerpo se estremeció y su ano se contrajo y se aflojó mientras empujaba lentamente un dedo grande en su territorio virgen.

Mientras bombeaba su dedo dentro y fuera de su culo, su coño goteaba cada vez más y bendijo los tapones anales que había estado usando toda la semana. , aunque en comparación con los que estaban en los estantes, los que había usado con ella no habían sido especialmente grandes. Dos dedos, ambos cubiertos con sus jugos, empujaron hacia arriba su agujero más pequeño, retorciéndose y girando dentro de ella; y se movió, tratando de aliviar la presión en su ano. El estiramiento se sintió tan bien, la ligera quemadura se sumó a la sensación erótica. Luego sacó ambos, y ella pudo escuchar la bata caer al suelo junto a ellos, sentirlo. moviéndose detrás de ella, se tensó mientras anticipaba el asalto a su segundo hoyo.

En lugar de eso, empujó rápidamente dentro de su coño, sintiendo su pulso apretado alrededor de su pene ante la invasión inesperada. Él acarició adentro y afuera, con una mano sosteniendo el lubricante que había sacado del bolsillo de su bata antes de quitarse la bata, mientras su coño mojado agarraba su pene, él extendió el lubricante en sus dedos y los empujó de nuevo dentro de ella. culo apretado Diane se estremeció y gimió, retorciéndose contra él, todavía asustada de perder su virginidad anal pero disfrutando de la sensación de que él estaba dentro de ella.

Luego se sacó de su coño y esparció más lubricante sobre la longitud de su polla, mezclándose con los jugos de su coño. Con las manos en sus caderas para sostenerla, alineó la cabeza ancha de su pene contra su agujero arrugado y comenzó a empujar lentamente hacia adelante, empujando apenas y luego alejándose, antes de empujar hacia adelante de nuevo, un poco más esta vez. Podía sentir su trasero abriéndose y cerrándose, luego se sintió como un largo empujón, y su trasero ardió cuando la cabeza apareció, su apretado anillo cerrándose alrededor. Arqueando la espalda y mordiendo con fuerza el pene de goma en su boca, trató de lidiar con el dolor.

Le dolía más de lo que pensaba, después de todo lo que le había estirado los dedos y los tapones anales... se sentía más abierta y más llena que nunca, y él solo tenía la cabeza dentro. su culo ondeó y se apretó, masajeando la cabeza de su pene mientras se ajustaba al intruso. Lentamente, agonizantemente, comenzó a serrar su polla de un lado a otro, cada vez empujando otra media pulgada hacia adentro, aunque ella comenzó a acostumbrarse a la circunferencia, la nueva longitud que la llenaba la hacía moverse y chillar cada vez. La incomodidad quemó, pero la sensación completa de su culo hizo que su coño se humedeciera y su interior se sintiera caliente y burbujeante. Que él tomara su última frontera fue increíblemente íntimo y excitante, y no podía negar que el dolor la excitaba aún más. Finalmente, sus caderas estaban contra su trasero, ella jadeaba detrás de la mordaza, sintiéndose llena y demasiado llena.

De repente, Andy descansó todo su peso sobre ella, hundiendo aún más su polla en su culo y haciéndola jadear. Frotó su cuerpo ligeramente contra el de ella, haciéndola estremecerse mientras frotaba la carne enrojecida del culo y su pene rebotaba contra su interior.

Su culo se apretó y se relajó alrededor de su pene, espasmódicamente, la adición de su peso sobre ella hizo que las sensaciones fueran aún más pronunciadas. Deleitándose con la estrechez de su culo, finalmente se levantó de ella, para comenzar el saqueo constante de su agujero formalmente virgen. Para Diane, todo era nuevo dolor y éxtasis cuando él comenzó a moverse hacia adelante y hacia atrás en su trasero, el calor y la fricción hacían que sus entrañas ardieran con incomodidad y calor.

Todo parecía estar tardando una eternidad, el constante bombeo en su culo, acentuado con la placentera ondulación en su coño... La cabeza de Diane se llenó de imágenes de cómo debe ser su pene, metido en ese agujero increíblemente pequeño, abriéndolo sin piedad. y usarlo por placer. Ella arqueó la espalda y apretó los músculos de su trasero, tratando de apretarse más para darle más placer, y fue recompensada con un jadeo y un temblor de él. Sin embargo, también le dolía, y no podía mantenerlo así por mucho tiempo, pero cada par de minutos volvía a apretar, y sentía que su eje empujaba su camino ardiente por su trasero, haciéndola retorcerse en su poste.

Ella yacía sumisa frente a él, su trasero aceptando los largos empujes de su polla y agarrándolo una y otra vez mientras él se hundía en su interior. A medida que sus movimientos se hicieron más fuertes, sus bolas comenzaron a golpear contra su coño abierto, rebotando en su clítoris. Diane se estremeció y empujó hacia atrás, ignorando los calambres cuando él comenzó a empujar con más fuerza, respondiendo a los movimientos de su cuerpo. Su mano se deslizó entre sus piernas para frotar contra su carne ansiosa y húmeda, sus dedos dando vueltas alrededor de su capullo, y ella gritó su orgasmo cuando él frotó firmemente sobre la protuberancia sensible, apretando el culo mientras se untaba. Andy la empujó con fuerza y volvió a dejar su peso sobre ella. Su pene se sentía enorme dentro de ella, más largo y más ancho, y apretó con fuerza por la sorpresa ante el empuje repentino, su cuerpo se convulsionó con éxtasis, su culo lleno y su clítoris hinchado se combinaron para enviarla en espiral hacia la satisfacción. Su polla explotó en sus entrañas, pulsando y empujando, ella realmente podía sentir cada chorro de semen que entraba en su culo desflorado, calmando el calor con su humedad.

Cuando hasta la última gota se había depositado en su culo, Andy dejó que su polla se ablandara hasta que finalmente se incorporó y suavemente dejó que su polla se deslizara por su agujero devastado.

"Así que niña", le preguntó mientras la liberaba de la atadura. "¿Te gusta que te tomen por el culo?"

"Sí, señor", dijo Diane con voz ronca. Su culo palpitaba mientras se ponía de pie y el semen corría por su muslo.

La llevó arriba al baño, dejándola cuidarse mientras él iba a otra habitación y se lavaba. Se divertía mucho a su costa cuando tenía que sentarse a comer, sus sillas no estaban demasiado acolchadas.

De postre, le hizo una mamada, larga y lenta, intentando ser lo más seductora posible. Él simplemente la miró con severidad después y le dijo que, como había sido una chica tan mala toda la semana, también la iban a castigar mañana, sin importar cuán linda o seductora fuera antes. Esa noche le ató los brazos por encima de la cabeza, para evitar que jugara consigo misma durante la noche, dijo, y jugó ociosamente con sus pechos, poniéndola toda caliente y excitada, antes de quedarse dormida, con una mano todavía cubriendo su pecho.

Diane estuvo despierta durante mucho más tiempo después de quedarse dormida, tratando de frotar sus piernas juntas sin moverse lo suficiente como para despertarlo. Finalmente, exhausta, se quedó dormida sin su orgasmo. Obviamente, esto era parte de su castigo.

El sábado por la mañana, Diane se despertó y Andy se subió encima de ella y le abrió las piernas con las manos. Ella abrió la boca y se estiró para tocarlo... solo para ser contenida por las suaves esposas en sus muñecas que estaban unidas a la cabecera de él. Las actividades de ayer habían pasado factura a su cuerpo y ni siquiera lo había sentido manipulando su cuerpo para ponerlo en posición. Gimiendo, ella hizo una mueca cuando su pene presionó contra su culo dolorido, hinchado por la desfloración de ayer.

Poniendo su mano entre sus piernas, frotó su pene arriba y abajo de su raja, la fricción mojándola lentamente. Antes de que ella estuviera realmente lista, él estaba empujando su dura polla matutina dentro de ella y ella jadeó y abrió más las piernas, esforzándose mientras su enorme polla la estiraba. Con el mínimo de lubricación, todo se sentía mucho más intenso, el dolor en las paredes de su coño cuando se abrieron ante él, la profundidad a la que su polla se hundía dentro de ella y el peso de él encima de ella.

Apenas despierta pero recobrándose rápidamente, Diane se estremeció y gimió cuando Andy la llenó con la llamada de atención más erótica que jamás había recibido. Sus manos tiraron de la sujeción mientras él pasaba las manos por su cuerpo y subía hasta sus pechos, apretando los suaves montículos con fervor mientras sus caderas comenzaban a balancearse hacia adelante y hacia atrás. Plantando sus pies firmemente en la cama, Diane usó el apalancamiento para empujarse hacia él, su ansioso coño succionándolo. Aunque sus nalgas y el interior de su culo todavía estaban doloridos por la noche anterior, su coño estaba en el cielo mientras se más y más húmedo alrededor del eje penetrante.

Suaves gritos de placer cayeron de sus labios cuando Andy besó su cuello, chupando con fuerza y dejando chupetones en su piel cremosa. Sus manos se extendieron por debajo para palpar su dolorido culo, los dedos se clavaron en sus mejillas. El dolor adolorido calentó la parte inferior de su cuerpo mientras él se hundía más y más fuerte, abriéndola en dos mientras ella empujaba de nuevo hacia él, enfrentándose a él golpe tras golpe.

"Oh... oh..." ella gritó cuando los dientes de Andy mordisquearon su clavícula. "Oh Andy... ¡Oh Andy, me voy a correr!"

En respuesta, Andy levantó su trasero de modo que solo sus hombros, cuello y cabeza aún estuvieran sobre la cama, sus pies colgando a cada lado de sus piernas, sumergiéndose en ella en toda su profundidad y presionando con fuerza contra su coño abierto, frotándola y frotándola. abajo contra él. Los planos duros de su cuerpo y la textura áspera del vello en su ingle crearon la fricción más increíble, toda la longitud de su polla rebotando hacia arriba y hacia abajo dentro de ella y presionando contra su punto G, y Diane gritó cuando su orgasmo la envió. elevándose aún más alto, la estimulación de todas sus partes más sensibles arrastrando su placer a un nivel de éxtasis que era casi doloroso.

Mientras ella se apretaba y se estremecía alrededor de él, su cuerpo luchaba por sostenerse contra él y sus senos rebotaban en su pecho mientras se retorcía, Andy gimió y le dio un breve y fuerte empujón antes de derramar su semilla dentro de ella. La hinchazón de su pene y los subsiguientes pulsos a través del grueso eje a medida que salía a borbotones hicieron que Diane sollozara de placer sexual.

Con cuidado, la bajó hasta la cama y se inclinó para darle un beso a cada uno de sus pezones, aún dentro de ella. Diane lo miró con ojos satisfechos de párpados pesados.

"Buenos días, pequeña", le sonrió, presionando sus caderas hacia abajo.

"Muy buenos días", respondió ella, moviendo las caderas en respuesta, luego estremeciéndose cuando el movimiento envió un espasmo de placer residual a través de ella, literalmente curvando los dedos de los pies.

La dejó volver a dormirse, mientras él se levantaba para hacer los "preparativos".

Capítulo 6

Diane y Andy almorzaron, charlando amigablemente. Se sentía casi como si estuviera viviendo en una especie de zona de penumbra; ambos estaban desnudos en una hermosa cocina, ella con un culo y un coño dolorosamente satisfechos, y no había nada en ninguno de los comportamientos que sugiriera que esto era algo más que normal. Se sentía bien estar así. Se sentía más completa y feliz de lo que se había sentido desde que era una niña pequeña. Había algo refrescante y maravilloso en no tener un control real, no tener que pensar, simplemente seguir las órdenes de otra persona. Se sentía como si fuera realmente libre por primera vez en su vida.

Después del almuerzo se sintió satisfecha cuando él le ató las muñecas frente a ella y la tomó en sus brazos para llevarla de vuelta al sótano. Andy estaba bastante contento y complacido de que, con la cabeza de Diane apoyada confiadamente en su hombro, su conformidad con todo lo que había pasado este fin de semana, todo estaba saliendo como él esperaba.

—No te pongas demasiado cómoda —le susurró al oído, admirando los chupetones que le había dejado en el cuello esa mañana. "Todavía tienes algún castigo por no terminar tu trabajo esta semana".

Diane gimió, pero no con verdadero miedo o infelicidad. Había disfrutado su azote la noche anterior a pesar de que realmente dolía cuando estaba sucediendo. Andy se rió, sintiendo la falta de tensión en su cuerpo. Él había sido fácil con ella la noche anterior y estaba ansioso por lo que estaba a punto de suceder. Iba a ser duro para ella, pero ese era el punto, y él sabía que ella respondería incluso si necesitara algo de tiempo para recuperarse después.

Sus castigos culminarían en el caballo alto y triangular que había visto ayer. Andy se había pasado toda la semana pasada redondeando la parte superior y alisándola para no lastimarla de verdad. No es que ella lo disfrutaría tampoco. La colocó encima de él, con una pierna a cada lado, la parte superior redondeada separando los labios de su coño y presionando su hendidura. Rápidamente se inclinó hacia adelante para poder poner la mayor parte de su peso sobre sus manos atadas, los dedos gordos de sus pies apenas tocaban el suelo y no podía poner ningún peso sobre sus pies. Andy hizo una pausa por un momento; sería interesante ver cuánto tiempo sería capaz de sostenerse, quitando la presión de su coño. Por otro lado, no quería que ella se cayera. Decisión. Levantó sus brazos por encima de su cabeza y los ató firmemente a la larga cuerda que colgaba del techo. Diane gimió de dolor cuando la posición de sus brazos obligó al peso de su cuerpo a descansar directamente sobre la madera redondeada que encajaba incómodamente en su coño.

Andy se paró frente a ella mirando con severidad.

“De ahora en adelante terminarás tu trabajo, sin importar tu distracción. Y sé cuánto disfrutaste tus azotes anoche, por eso tu castigo de hoy es mucho más duro”. Levantó la mano y le acarició el pecho, ella se movió incómoda sobre la madera, tratando de encontrar una manera de aliviar la presión aplastada sobre su coño. A pesar de la incomodidad, podía sentir que se mojaba.

"Sé una buena chica ahora, no hagas ningún ruido". Diana asintió. La inquietud la llenó cuando él caminó hacia la pared y recogió un pequeño látigo de goma.

Comenzando por abofetear su cuerpo suavemente, el látigo casi se sintió agradable cuando las muchas hebras de goma envolvieron su cuerpo picando ligera pero agradablemente, haciendo que su piel se sonrojara. Las bofetadas se volvieron un poco más duras, envolviéndose alrededor de su estómago, cintura y senos. Golpeó varias veces de modo que los extremos de los mechones azotaron sus senos como si los estuviera ahuecando para abofetear sus pezones. Conteniendo sus gemidos trató de mantener su movimiento al mínimo mientras la madera presionaba su centro, intensificando los latigazos. Velocidad e intensidad adquiriendo Andy empezó a concentrar gran parte de los golpes en su trasero y pechos, calentándolos con la sensación punzante que producía el látigo.

Después de que sus senos y su trasero se volvieran de un rosa brillante y hubiera pequeñas marcas de látigo sobre su estómago y espalda donde había golpeado el extremo del látigo, Andy colgó el látigo y recogió una fusta. Diane jadeaba y brillaba de sudor, su coño dolía incluso más que el resto de su cuerpo y quería desesperadamente salir de la madera.

"Fuiste una buena chica, así que solo serán 10 golpes con la cosecha". él sonrió. A pesar del gemido que dejó escapar, no pudo evitar devolverle la sonrisa, una emoción la recorrió cuando él le dijo que había sido una buena chica. "Puedes hacer ruido si lo necesitas".

Fue bueno que él le hubiera dejado eso abierto, porque cuando el primer golpe conectó con su trasero, ella gritó y se sacudió, lo que la hizo gemir de dolor cuando su coño fue empujado con más fuerza contra el triángulo que estaba aplastando contra él. .

¡APORREAR! Otra franja, colocada en forma de X sobre la primera.

¡GRACIAS! ¡GRACIAS! ¡GRACIAS! Se colocaron cinco rayas en su trasero, dejando contornos enrojecidos y levantados. Diane sollozó y se retorció, las rayas a través de su culo ardían, el dolor punzante en su coño fue reprimido por un momento, pero aún presente.

Luego, Andy se colocó frente a ella.

¡APORREAR! ¡APORREAR! ¡APORREAR! ¡APORREAR!

Los gritos brotaron de ella cuando la fusta se movió rápidamente sobre sus ya rosados senos. Hubo un breve momento en el que Andy le permitió recuperar el aliento, y luego ¡THWACK! Saltó y gritó cuando la parte plana de la fusta golpeó de lleno sus dos pezones, causando que se enrojecieran y sobresalieran por la conmoción y el dolor. Ella jadeó y luchó cuando el salto hizo que su coño se levantara ligeramente de la madera y luego volviera a caer sobre él, aplastando los tiernos pliegues de los labios de su coño. Retorciéndose, sus muslos se apretaron alrededor de la madera, tratando de empujarse hacia atrás.

Un brazo fuerte la envolvió y la levantó ligeramente y sintió que algunas lágrimas caían por su rostro de alivio, el latido agonizante en su coño se hizo aún más evidente a medida que las marcas en sus senos y su trasero ardían. Diane apenas se movió cuando Andy desató sus manos de la cuerda sobre su cabeza murmurando que era una buena chica. Su cuerpo se deslizó del caballo triangular a sus brazos, dejando atrás una mancha muy húmeda en la madera donde había descansado su coño. Las lágrimas brotaron de los ojos cerrados y cada línea de su cuerpo se estremeció de agotamiento. Andy la llevó a la parte alfombrada del piso, la acostó y la besó en los labios mientras comenzaba a mover su polla dentro de su coño.

La presión ardiente que causó en su ya aplastado coño hizo que Diane se despertara un poco, sus ojos se abrieron de golpe y trató de empujar el cuerpo encima de ella. Andy solo se rió entre dientes de sus débiles intentos de quitarlo, y agarró sus muñecas atadas con una de sus manos, empujándolas por encima de su cabeza mientras se deslizaba hacia casa. Moviéndose lentamente, con cuidado, hundió cada centímetro de su pene en ella, descansando suavemente su cuerpo contra sus labios magullados. Besando sus labios, esperó hasta que la sintió relajarse debajo de él antes de comenzar a bombear dentro y fuera de su abusado coño mientras ella gemía y se retorcía debajo de él. Sus movimientos comenzaron a aumentar la velocidad, frotando su clítoris aplastado y hábilmente sacando sensaciones de placer de su cuerpo que protestaba.

El dolor y el placer sacudieron sus nervios, ella se retorció debajo de él mientras él se inclinaba hacia las caricias, los gritos guturales de doloroso placer resonaban en la habitación. Sus muslos se apretaron, tratando de alejarlo de ella, pero él era mucho más fuerte que ella y la atravesó. Las rayas en su trasero ardían cuando estaba presionado contra el suelo, los labios heridos de su coño protestaban cada vez que su pene la llenaba y su peso caía contra ellos. Y aún así, la sensación de calor y necesidad se acumulaba entre sus piernas. Antes de darse cuenta, Diane estaba teniendo uno de los orgasmos más dolorosos de su vida, su coño aplastado y magullado forzado a su clímax por la habilidad de Andy para hacer el amor.

Cuando ambos se agotaron y los sonidos de los gritos de Diane dejaron de resonar en las paredes, Andy se sacó con cuidado de su coño y bajó la cabeza para besarlo. Gimiendo incluso ante este ligero toque en sus regiones inferiores demasiado extendidas y sensibles, se sorprendió de que él incluso hubiera logrado darle un orgasmo. Pero se sintió feliz cuando él le desató las muñecas y le acarició suavemente el cabello, sonriéndole con una especie de orgullo. Esa mirada la llenó de felicidad a pesar de los dolorosos latidos de su cuerpo; había sido una buena chica. Con un suspiro de satisfacción, ella hizo una mueca cuando trató de juntar las piernas, y él la levantó suavemente una vez más, uno de sus brazos se deslizó hacia arriba para envolverlo alrededor de su cuello.

Arriba, Andy extendió un ungüento calmante sobre las rayas rojas causadas por el corte, calmando el dolor en sus senos y trasero. Se dieron un largo baño juntos, en el que él le enjabonó suavemente el cuerpo, con cuidado de su coño magullado, y le lavó el cabello. Sus manos eran tan maravillosas sobre su piel, a pesar de que acababa de ser castigada, se sentía como un objeto maravillosamente querido, cuidado y mimado. Diane tomó una siesta antes de la cena, completamente exhausta, a pesar de que había dormido más ese día que cualquier otro.

Andy había pedido comida china y, mientras comían, vieron una película, en la que Andy ocasionalmente jugaba con sus pechos. Aunque estaba adolorida por todas partes, Diane no pudo evitar sentir una punzada de excitación ante los suaves toques. Por voluntad propia, a la mitad de la película, se movió hacia abajo y le hizo una mamada a Andy, logrando por primera vez meter toda su polla en su boca y en su garganta por su cuenta. Se deleitó con la sensación de triunfo mientras lo tragaba entero, una y otra vez. Sus dedos estaban esparcidos por su cabello pero totalmente para su placer en lugar de usarlos para ayudarla a bajar sobre su pene. El resto de la película después de que terminó la mamada la pasó entre sus piernas, con la cabeza apoyada en su pierna, mientras las manos de él pasaban por su cabello, jugando con los rizos castaños.

Esa noche, Andy la acarició con su lengua, suavemente. Chupando sus pezones, moviéndolos con su lengua y mordisqueándolos suavemente, lo suficiente como para hacer que su cuerpo se arqueara con un ligero dolor, pero el dolor era tan placentero como el resto. Luego su boca se movió hacia su coño... no tocó ninguna parte de ella a menos que fuera con su lengua, limpiando suavemente los dolores de su cuerpo. A pesar de la leve incomodidad de su parte, no pudo evitar responder con placer. Su lengua era felizmente considerada, tranquilizadora mientras ella se estremecía y suspiraba.

Jugos húmedos corrieron por su hendidura y grieta y Andy chupó uno de sus dedos en su boca antes de pasarlo por el borde de su culo. Levantó las caderas ligeramente, disfrutando de la sensación de su dedo contra sus nervios sensibles, su lengua deslizándose húmeda arriba y abajo por su raja, con cuidado de sus labios magullados. Entonces su dedo empujó, llenando su trasero. Le dolía, pero no tanto como su coño, y se sentía maravilloso tenerlo dentro de ella. El cuidado que él le dio a su cuerpo maltratado fue excitante en sí mismo.

Mientras su dedo bombeaba de un lado a otro dentro de su agujero más apretado, su lengua acariciando cuidadosamente sus pliegues ablandados, Diane levantó sus caderas y dio una voz apasionada a un orgasmo suave y satisfactorio. Suaves olas de placer se extendieron a través de ella, como ondas a través de un estanque, dejándola satisfecha en cuerpo y corazón.

Él la besó después, ignorando su expresión de disgusto ante el sabor de su coño en sus labios. Era dulce salado, pero no algo que le gustara probar, pero sí quería devolverle el beso a Andy. Se quedaron dormidos, su cuerpo delgado acurrucado en sus brazos.

El domingo era un día de decadencia. Él la mimó escandalosamente: le preguntó cuáles eran sus platos favoritos y los preparó, recibió un masaje de cuerpo completo con aceites y pasaron un rato chapoteando y jugando en el jacuzzi. Sin embargo, no hubo un solo momento en el que sintiera que él no tenía el control, a pesar de que todo estaba hecho por ella.

Alrededor de la tarde comenzó su entrenamiento. Aprendió cuatro posiciones diferentes, cada una de las cuales debía asumir cuando él diera la orden, sin importar qué.

Uno fue el que menos expuso. Solo tenía que pararse con los pies separados y colocar las manos detrás de la cabeza, sacando los senos.

Dos significaba abrir las piernas y agacharse para sostener sus tobillos. La idea de tener que hacer eso con una de esas faldas cortas que normalmente usaba para ir al trabajo la hizo sonrojar, definitivamente subirían casi hasta su cintura en esa posición. También la hizo estremecerse cuando su dolorido coño se separó.

Tres involucraron ponerse de rodillas, juntar los tobillos con las rodillas separadas e inclinarse hacia atrás sobre los codos para que su coño quedara abierto y expuesto mientras sus senos sobresalían obscenamente.

Sin embargo, cuatro fue lo peor. Humillante, tuvo que arrodillarse, presionar su cara contra el suelo y estirar las manos hacia atrás para abrir su culo y su coño con los dedos, exponiéndose por completo. Si llevaba falda, tenía que levantarla, y Andy dio a entender que los pantalones normalmente no iban a ser aceptables, pero que si los llevaba puestos, tendrían que desaparecer. Andy no la obligó a tomar esta posición por completo por ahora, porque podía decir lo dolorido que aún estaba su coño por el castigo de ayer. La posición la hacía sentir vergonzosa, sucia y excitada al mismo tiempo, estaba ayudando en su propia humillación. Exponerse de esa manera, incluso solo a Andy, hizo que su rostro se pusiera rojo de vergüenza. Nunca había tenido que abrirse tan completamente a nadie.

Valió la pena porque obviamente lo excitó. Mientras la conducía a casa, empujó su cabeza contra su regazo y ella lo chupó hasta que llegó al clímax en su estacionamiento. El fin de semana terminó con el sabor de Andy en la boca.

Capítulo 7

Lunes en el trabajo Diane estaba haciendo todo lo posible para ser productiva y parecía que Andy no iba a distraerla demasiado. Él la había hecho venir a su oficina para que él pudiera insertar su tapón anal, pero aparte de eso, él se mantendría alejado y ella estaba agradecida. Su cuerpo todavía estaba dolorido. La mayoría de sus distracciones procedían de Juan, que no dejaba de sonreírle... era difícil concentrarse en trabajar con él en la oficina, su rostro estaba rojo brillante al recordar el viernes cuando le había chupado la polla a Andy frente a él. Era bastante obvio que él también lo recordaba.

"Creo que Juan completó un poco más de trabajo que tú", sonriéndole, "Creo que eso merece una recompensa por tanto esfuerzo, ¿no es así, Diane?"

Aturdida, asintió con la cabeza en conformidad. No tenía forma de saber si Juan realmente había hecho más trabajo que ella o no, pero tampoco iba a discutir la evaluación de Andy. Su voz se volvió dura y exigente, "Posición dos, Diane".

Con la cara roja, se inclinó y se agarró los tobillos, con el culo en el aire. Ambos hombres se movieron detrás de ella para ver la deliciosa vista de sus nalgas expuestas. Las manos de alguien, no sabía de quién, recorrieron su trasero y luego le bajaron las bragas, lo suficiente para exponer el extremo del tapón en su culo y su coño mojado. Ambos hombres hicieron comentarios de admiración sobre su culo cremoso, las rayas rosadas que mostraban su piel de marfil en el medio y la humedad de su coño. Sus comentarios la hicieron sentir aún más avergonzada, podía sentir sus ojos observándola, especialmente los de Juan. Lo que era peor, la estaba excitando, a pesar de que su coño todavía estaba adolorido, se estaba mojando. Lo cual ambos notaron, por supuesto.

Permaneció en su posición, con la cabeza colgando hacia abajo, mientras los hombres se despedían. Después de que Juan se fue, Andy volvió con ella.

"Buena chica," su mano acarició su cabello mientras cubría su rostro ardiente. Inclinándose hacia las caricias que Andy le estaba dando, suspiró y se relajó. Puso un dedo debajo de su barbilla y la hizo volver a ponerse de pie. "Vendrás a casa conmigo otra vez esta noche". Ella asintió.

La noche no transcurrió como ella esperaba. En lugar de algo sexual, simplemente hablaron, se rieron y disfrutaron de la compañía del otro, aunque cenaron completamente desnudos. Diane se dio cuenta de que se estaba enamorando de este hombre, no solo de su polla y su desviación sexual que la llenaba por completo, sino que amaba descubrir las cosas que tenían en común, los destellos de diversión que ocasionalmente tenía el privilegio de ver.

******

El martes, Diane entró al trabajo y fue inmediatamente a la oficina de Andy para que le pusieran un tapón anal. En cambio, él la desnudó, sus manos acariciaron sus senos y su trasero que estaban completamente curados, pero ella no pudo ocultar su mueca de dolor cuando él le acarició el coño. . Los tiernos labios aún estaban magullados por su tiempo en el caballo de madera.

"Está bien", murmuró, besándola suavemente, sin dejar de acariciar con ternura entre sus pliegues con un dedo. Diane confiaba en él, y se relajó con su suave manipulación de su sexo, su coño se mojaba mientras él deslizaba su dedo hacia adelante y hacia atrás, su fuerte brazo la envolvía.

"Inclínate sobre la mesa", le dijo mientras la soltaba. Ahora ansiosa, y también un poco asustada porque sabía que todavía estaba adolorida, Diane fue y se inclinó sobre la mesa junto a su escritorio, colocando sus caderas en el acolchado que él le había puesto para mantener sus caderas alejadas del borde de la mesa. madera.

Cuando sintió su dedo empujando su culo, resbaladizo con lubricante, gimió y empujó hacia atrás. Él siempre hacía esto antes de conectar el enchufe, y ahora nunca dejaba de excitarla. Esta vez, en lugar de quitar el dedo, continuó empujándolo dentro y fuera de su culo, haciéndola moverse y morderse el labio con placer de tenerlo dentro de ella y moverse de nuevo. Su apretado agujero se cerró sobre su dedo, las mejillas rebotando juntas y separadas mientras sus músculos internos se movían.

Una mano se estrelló contra ella, dura pero no brutal, y saltó y gimió de nuevo. Suaves caricias calmaron el dolor antes de que él abofeteara el otro lado, su dedo todavía bombeaba dentro de ella mientras comenzaba a azotar sus mejillas. Esta nalgada era obviamente por placer, no por castigo, mientras él calentaba las mejillas de marfil de su trasero. Subiendo y bajando las caderas sobre el escritorio, levantó el trasero para encontrarse con sus bofetadas y el empujón de su dedo, su cuerpo comenzaba a calentarse por la necesidad.

Entonces los azotes se detuvieron y un segundo dedo empujó su trasero. Diane prácticamente ronroneó, su trasero se movía de un lado a otro y se apretaba hacia abajo mientras él toqueteaba su trasero. Su coño estaba goteando grandes cantidades de líquido por debajo de sus dedos. Se agarró a los lados del escritorio cuando él sacó los dedos, su trasero ondeando en el aire como una bandera roja frente a un toro.

Cuando sintió la gruesa cabeza de su polla presionando contra su apretado anillo, arqueó la espalda y jadeó con anticipación. El dolor agudo de su penetración dio paso al deslizamiento doloroso y resbaladizo de su polla en su culo. Esta vez fue mucho menos gentil que cuando la desvirgó, como si extrañara estar en su cuerpo a pesar de que solo había pasado un día desde que se corrió dentro de ella. Las embestidas fueron más rápidas, más ásperas, más apasionadas cuando sus manos agarraron sus caderas, tirando de su espalda contra él.

Apasionados gritos de embeleso salieron de la garganta de Diane cuando le abrieron el culo, la sensación de la gruesa carne de Andy viajando hasta sus entrañas era mucho más aguda cuando estaba en la oficina en el trabajo. Sus dedos se clavaron en la madera de la mesa mientras se esforzaba, su trasero ajustándose a la grosera intrusión. Se regocijó con las sensaciones, la incomodidad y los pinchazos agudos en lo más profundo de ella. Empujando hacia atrás, su culo se contrajo alrededor de él, y ambos gimieron juntos, la contracción de su agujero intensificando el placer para ambos.

"Háblame", ordenó con voz ronca, tirando de sus caderas hacia atrás con fuerza contra él, su culo golpeando contra su cuerpo mientras le partía las mejillas. "Dime cuánto te gusta".

"Oh, Andy... oh, señor", gritó. Normalmente ella no era muy habladora durante el sexo, pero su orden la liberó. No importaba si lo que ella decía sonaba estúpido, él le había dicho que se lo dijera. "Tu polla es tan gruesa... tan dura en mi culo. Duele, quema tan bien... Puedo sentirte tan profundamente en mí. Me encanta que estés en mi culo, que seas el único hombre que he tenido en mi culo. Usted es dueño, es dueño de mi trasero, señor".

"FUCK Diane", gimió su nombre, sus dedos clavándose en sus caderas mientras su pene se hinchaba dentro de ella. Diane se retorció y gritó cuando su dura vara de acero la penetró con tanta fuerza que pudo sentirla en su coño. Fuego caliente flameó a través de sus regiones inferiores, su culo se convulsionó, su coño vacío se apretó mientras el calor se extendía a través de él. Se sentía como si estuviera teniendo un orgasmo, el placer gratificante ondulaba a través de ella a pesar de que él no estaba tocando su coño. La sensación fue tan confusa, tan maravillosa, que Diane se sintió completamente abrumada. Ella se arqueó y corcoveó frente a Andy, el sorprendente éxtasis estremeciéndose a través de ella cuando sus jugos se derramaron en su trasero, inundando su culo con su semen.

Ella colapsó con piernas temblorosas ante él, su peso descansando completamente sobre la mesa mientras él acariciaba su espalda, su pene se ablandaba lentamente dentro de ella.

Entre risas, Andy observó: "Bueno, eso fue bastante inesperado".

"¿Qué fue eso?" gimió Diane, su cuerpo temblando mientras sus dedos recorrían su espalda y la parte superior de sus nalgas.

"Un orgasmo anal", le informó. Ella jadeó cuando él se inclinó hacia ella, su pene medio duro presionando mientras él besaba sus hombros.

"Eso fue increíble", dijo.

Después de que Andy saliera de su culo, él colocó el tapón anal y Diane retuvo su semen en su culo por el resto del día.

*****

Pasaron días y luego semanas mientras trabajaban juntos. Andy la sorprendía constantemente. Un día la hizo entrar en su oficina justo antes del almuerzo, la desnudó y la puso sobre su escritorio con las piernas abiertas, el coño en el borde del escritorio, las manos en el otro borde del escritorio mientras se recostaba, haciéndose completamente abierta y vulnerable a él. Luego se sentó en su silla y enterró su cara en su coño, comiéndola como almuerzo. En los días en que ella tenía un trabajo ligero, él la tenía debajo de su escritorio y se la mamaba después de que su trabajo había terminado. Continuó exponiéndola a Juan a su antojo, y ella empezó a disfrutarlo. Andy nunca dejaba que Juan la tocara, pero a él parecía gustarle exhibirla y darle al otro hombre un espectáculo de miradas, y Diane se sintió sexy cuando Andy la exhibió y los hombres admiraron sus encantos.

La mayoría de las noches iban a la casa de Andy. Un par de veces volvió a su apartamento con ella, una experiencia completamente estresante. Cuando él le hizo lugar en su armario y movió una cómoda al dormitorio para su uso, Diane sintió que su corazón se expandía con sentimiento. Aunque él no era muy explícito sobre sus sentimientos, sus acciones mostraban mucha consideración hacia ella y ella podía decir que él estaba tan apegado a ella como ella lo estaba a él. Fiel a su palabra, ninguna otra mujer acudía a él a menos que fuera estrictamente por negocios.

Cuando ella se portaba mal, la castigaba. Y a veces se encontraba siendo mala o no terminaba todo su trabajo a propósito. Nunca nada importante. Solo lo suficiente para hacerse notar y requerir disciplina.

Capítulo 8

Después de varios meses, Diane sintió que todo en su vida finalmente estaba saliendo bien, se sentía más feliz que en mucho tiempo y realmente contenta consigo misma y con su vida. Andy no era lo que ella pensaba que quería en un hombre, pero tal vez era lo que realmente necesitaba. Mirándolo al otro lado de la mesa, una comida que él había hecho para ella, sintió que podía vivir así para siempre, la falta de control real en su vida era casi reconfortante.

La cena terminó y él la llevó al sótano. Allí le esposó las muñecas y las ató a un gancho que colgaba del techo, le colocó una pequeña mordaza en la boca y luego le esposó los tobillos a una barra separadora. Completamente abierta y vulnerable, Diane lo miró con total confianza en sus ojos. Ni siquiera cuestionó si estaba a punto de ser castigada o no, si lo era, habría una razón para ello. Pero Andy le sonrió cuando todo estuvo en su lugar.

"Buena niña." El sentimiento de logro que recorrió a Diane fue como una oleada de placer, se sintió orgullosa de no haberse resistido o cuestionado nada de lo que él le había hecho. Andy tomó un par de pinzas para los pezones y las sujetó en sus ya duros pezones, apretándolos lo suficiente como para hacerla jadear detrás de la mordaza. El dolor se disparó directamente a su coño y ella gimió de satisfacción.

Andy sacó su látigo de goma ligero favorito de la pared y comenzó a azotarlo lentamente por todo el cuerpo, con firmeza pero sin dureza. Los extremos del látigo se enroscaron a su alrededor como caricias agudas, su piel comenzó a ponerse de color rosa pálido, especialmente en sus senos y trasero, pero sin causar ningún dolor real. Cada vez más localizados, los golpes comenzaron a enfocarse en su trasero, senos y luego en su coño, y ella movió sus caderas al ritmo de las bofetadas.

Jadeando por respirar, se dio cuenta de que estaba empapada cuando los extremos de goma golpearon su coño, la barra esparcidora permitió que los hilos golpearan a lo largo de sus labios internos y externos, presionando ocasionalmente contra su clítoris. El impacto y los sonidos aumentaron mientras Andy continuaba, se movió completamente detrás de ella, permitiendo que los extremos del látigo se envolvieran alrededor de sus pechos, golpeando las abrazaderas de los pezones de lleno, y sus pezones dolían de deseo. Los jugos húmedos rociaron sus senos, el néctar de su coño cubrió la longitud de las hebras del látigo y se transfirieron a la parte superior de su cuerpo. El embriagador olor a almizcle llenó sus fosas nasales y la excitó aún más.

Aterrizaron más bofetadas entre sus piernas, los extremos arrastrándose directamente a través de su clítoris, y ella saltó y se retorció con su necesidad de un orgasmo. Parecía que pronto llegaría al clímax, solo por el impacto del látigo. Justo al borde del no retorno, Andy dejó de azotarla... ella colgó al borde de un precipicio, tensa por la anticipación y la desesperación por la falta de presión.

De repente, Andy usó una fusta en ella por detrás, tres golpes duros directamente entre sus piernas, golpeando directamente sus labios internos y su clítoris. El dolor explotó a través de su coño cuando su orgasmo se estrelló contra ella como un choque de trenes, el dolor amplificó el placer y ella vibró como una cuerda de arpa mientras se corría gloriosamente.

Finalmente, lentamente, la energía se agotó y bajó del alto, el dolor sordo palpitaba en su coño y sus senos mientras sus endorfinas se agotaban. Luego sintió que Andy se colocaba detrás de ella y gimió de incomodidad cuando su polla larga y gruesa comenzó a empujar con insistencia entre los labios de su coño, estirando su coño brutalizado. Dejando que su cabeza volviera a caer sobre su hombro, jadeó mientras su cuerpo se adaptaba al intruso, la paliza que había recibido su coño hizo que su pene se sintiera aún más grande mientras empujaba a través de sus doloridos pliegues. Mirando hacia abajo, pudo ver sus grandes manos negras subiendo por su estómago para acariciar sus senos rojos, apretándolos suavemente; aun así, pequeñas punzadas de dolor agudo la aguijonearon con su toque, y sus pezones se sentían tan hinchados y doloridos que casi estaba miedo de que se revientan bajo la presión de las pinzas en los pezones.

Moviéndose poderosamente, Andy comenzó a follarla por detrás, usando sus pechos doloridos como palanca mientras bombeaba su carne gruesa dentro y fuera de su coño abusado. Ella jadeó, gimió y lloriqueó detrás de la mordaza, incapaz de siquiera hacer que la posición fuera más fácil para su cuerpo; él se movía rápida y con fuerza, haciendo que su cuerpo rebotara con cada poderoso empuje. Fue una escena increíble de lujuria y dolor, mientras él movía una mano hacia su coño, pellizcando y torciendo su ya maltratado clítoris, mientras su otra mano comenzaba a tirar rítmicamente de la cadena que conectaba las abrazaderas de sus pezones. Las lágrimas se acumularon en los suaves ojos marrones de Diane cuando el dolor y el placer se entremezclaron hasta que no supo dónde terminaba uno y empezaba el otro; Andy la estaba forzando hacia un segundo orgasmo más doloroso.

Cuando sintió que sus bolas comenzaban a tensarse antes de su propio clímax, empujó con fuerza dentro de ella una última vez, pellizcando su clítoris casi con crueldad entre sus dedos y tirando con saña de las abrazaderas de los pezones de su pecho. El dolor se disparó a través de sus pechos cuando la sangre volvió a sus torturados pezones, y su coño comenzó a tener espasmos de alivio orgásmico, sacudiendo todo su cuerpo mientras se corría; sus gritos retorcidos y ahogados sacaron a Andy por completo, y vació toda su carga en su coño palpitante.

Se quedaron aquí, los brazos de Andy envueltos alrededor de ella mientras Diane colgaba temblando de las ataduras, su coño temblando con los retrocesos de su éxtasis. Sus dedos soltaron su clítoris y lo masajearon suavemente, provocando un jadeo final de orgasmo de su carne tierna. Mientras ella se relajaba contra él, Andy la soltó y se inclinó para desatarle los tobillos.

Sin el cuerpo de Andy sosteniéndola, Diane se hundió en sus ataduras cuando él le soltó los tobillos, luego la boca y las muñecas; ella cayó en sus brazos, completamente exhausta y sin energía. Suavemente, la puso de rodillas, sosteniendo la parte superior de su cuerpo para que ella se encontrara cara a cara con su polla, cubierta con sus jugos combinados. Con cansancio pero con determinación comenzó a lamerle la polla y las bolas, limpiándolo con la boca. Fue lento y tomó un tiempo, pero fue paciente con la chica cansada mientras completaba su tarea sin ninguna indicación real de él. Tan pronto como estuvo limpio, la dejó caer.

Desplomada, Diane estaba completamente exhausta, apenas consciente de su entorno, la mayor parte de su atención estaba en sus pobres órganos sexuales, rojos y ardiendo con un dolor sordo y palpitante que, sin embargo, la mantenía excitada a pesar de su estado de agotamiento. Cerró los ojos contenta por todo lo que acababa de suceder y se preguntó si alguna vez volvería a estar realmente satisfecha con el sexo "normal". Los pasos de Andy se acercaron nuevamente a ella y se obligó a abrir los ojos y enderezarse un poco, para poder mirarlo.

Su rostro oscuro la miró, complacido y, sin embargo, de alguna manera presagiando, "Posición Tres". Lentamente, luchando por hacer que su cuerpo obedeciera, juntó los tobillos, separó las rodillas y se apoyó con cuidado en los brazos. En este momento, la posición le presentaba sus pechos rojos y su coño con fugas, dándole la mejor vista posible de la finalización de su reciente encuentro. Parpadeando vagamente hacia él, se dio cuenta de que él estaba sonriendo, muy complacido ahora, y tenía una caja en sus manos. Abrió la caja y sacó una delicada cadena de plata brillante con un corazón colgando del centro, su nombre grabado en letras que se desplazaban.

"¿Sabes qué es esto, Diane?" Su voz sonaba casi vacilante, insegura por primera vez.

Diane nunca se había sentido más segura en su vida, "Sí Maestro".

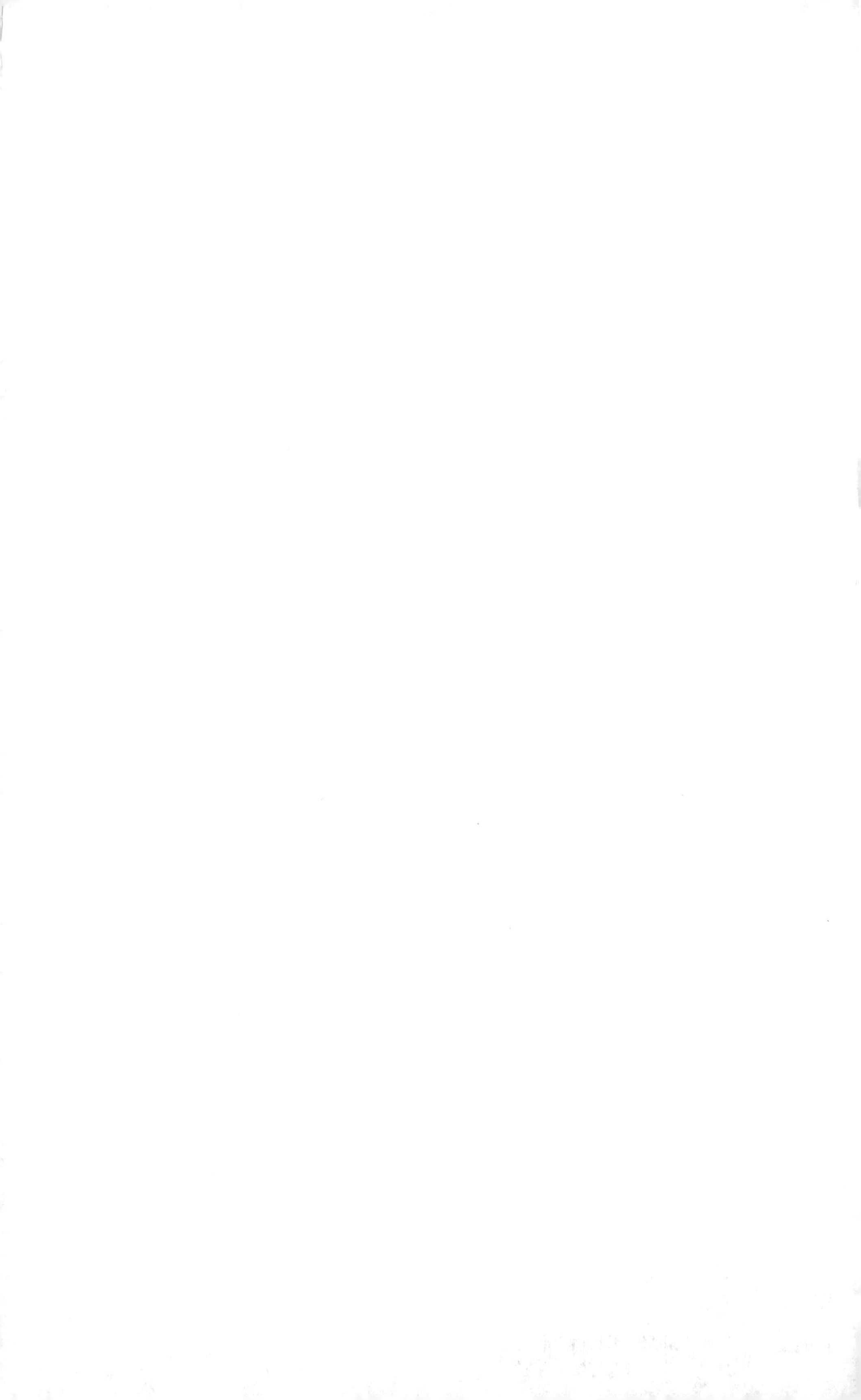

www.ingramcontent.com/pod-product-compliance
Lightning Source LLC
LaVergne TN
LVHW012058160826
845678LV00014B/2870

* 9 7 9 8 3 5 1 6 5 8 0 3 2 *